自傷・自殺する子どもたち

松本俊彦 著
国立精神・神経医療研究センター 精神保健研究所
薬物依存研究部 部長

子どもの
こころの
発達を知る
シリーズ

01

合同出版

シリーズ「子どものこころの発達を知るシリーズ」は、まずは親、教師、地域の保健福祉の担当者、そしてプライマリケアを担う小児科医をはじめとする子どもの心の健康を身近で支え、子どもの心の諸問題に最初に関わることになる大人たちに、精神疾患やその関連領域の問題に関するバランスのよい情報を提供する目的で企画されました。

本シリーズは、疾患や問題の概念を現在世に流れているような誤解や偏見から解き放ち、正しく中立的な概念をわかりやすく提供し、定義、診断、治療・支援、予後など、それらの全体像を知ってもらう手助けとなることを目指します。

とりわけ身近な大人たちが、自分に何ができるか、何をなすべきかについて考え始めるきっかけとなるようなシリーズになったら素晴らしいと思っています。

シリーズ監修者　齊藤万比古

はじめに

わが国では、１９９８年より自殺者総数が突如として急増して３万人を超えました。以後14年間高止まりのまま推移し、２０１２年に３万人をわずかに切ったとはいえ、依然として国民の自殺死亡率は高い水準であることは変わっていません。

ところで、わが国の自殺者を年代別に見ると、最近15年のあいだにもさまざまな変化があったことがわかります。１９９８年の時点では、40～50歳代男性を中心とした自殺の急増が見られましたが、こうした中高年男性の自殺は２００５年頃を境に減少傾向に向かっています。むしろ気になるのは、それよりも若い世代の自殺は最近15年間一度も減少傾向を示していないことです。また、小学生・中学生・高校生の自殺者総数は、おおむね毎年３００名前後で推移していますが、近年、少子化により分母となる児童・生徒の人口は確実に減少しているのです。要するに、子どもや若者の自殺死亡率は、確実に増加していると考えるべきです。

たしかに、わが国の全自殺者に占める未成年者の割合はわずかに約２%にすぎません。しかし見方を変えれば、人生が始まったばかりの将来ある若い世代の自殺が全自殺の2％を占めている、という事態は深刻な話とはいえないでしょうか？　事実、自殺は、10～14歳の死因として、「不慮の事故」「悪性新生物」に次ぐ第3位にあたり、15～19歳の死因としては、「不慮の事故」に次ぐ第2位なのです。

子どもの自殺予防の難しさは2つの点にあります。

1つは、自殺につながる萌芽的なものは、案外、多くの子どもがもっているという点です。「兵庫・生と死を考える会」の2004年調査によれば、小学生・中学生の4割が少なくとも1回は「死にたい」と思った経験があるそうです。もちろん、自殺念慮がただちに自殺につながるわけではありませんが、多くの専門家が、この時期に「死にたい」と考えた経験が成人期の自殺を予測する危険因子であることを指摘しています。このことは、長期的な視点に立てば、自殺予防教育は広範におこなう必要があることを意味しています。

もう1つは、子どもの自殺では、成人に比べると精神疾患の関与がはっきりしないという点です。これはけっして、子どもの自殺は精神疾患によらないという意味ではなく、子どもは、言語能力の発達が不十分であるために、他覚的にそれとわかる精神症状ではなく、行動上の変化や身体症状として現われやすいということなのです。だからこそ私は、「自傷」といった行動に注目することが、子どもの自殺予防という観点からとても重要な意味をもつと考えてきました。

本書は、子どもや思春期の若者たちの自傷を中心にとりあげながら、子どもと若者の自殺予防のために周囲の大人たちは何を考え、何をすべきかについて、私自身が臨床経験や研究を通じて考えてきたことをまとめたものです。ここには私なりに、自傷する子どもや若者とかかわる地域の援助者、学校関係者、そしてご家族に知っておいてもらいたいと考えていることが、すべて詰め込まれております。

本書がみなさまの援助活動の一助となることを心より祈念しております。

国立精神・神経医療研究センター　精神保健研究所
薬物依存研究部　部長

松本俊彦

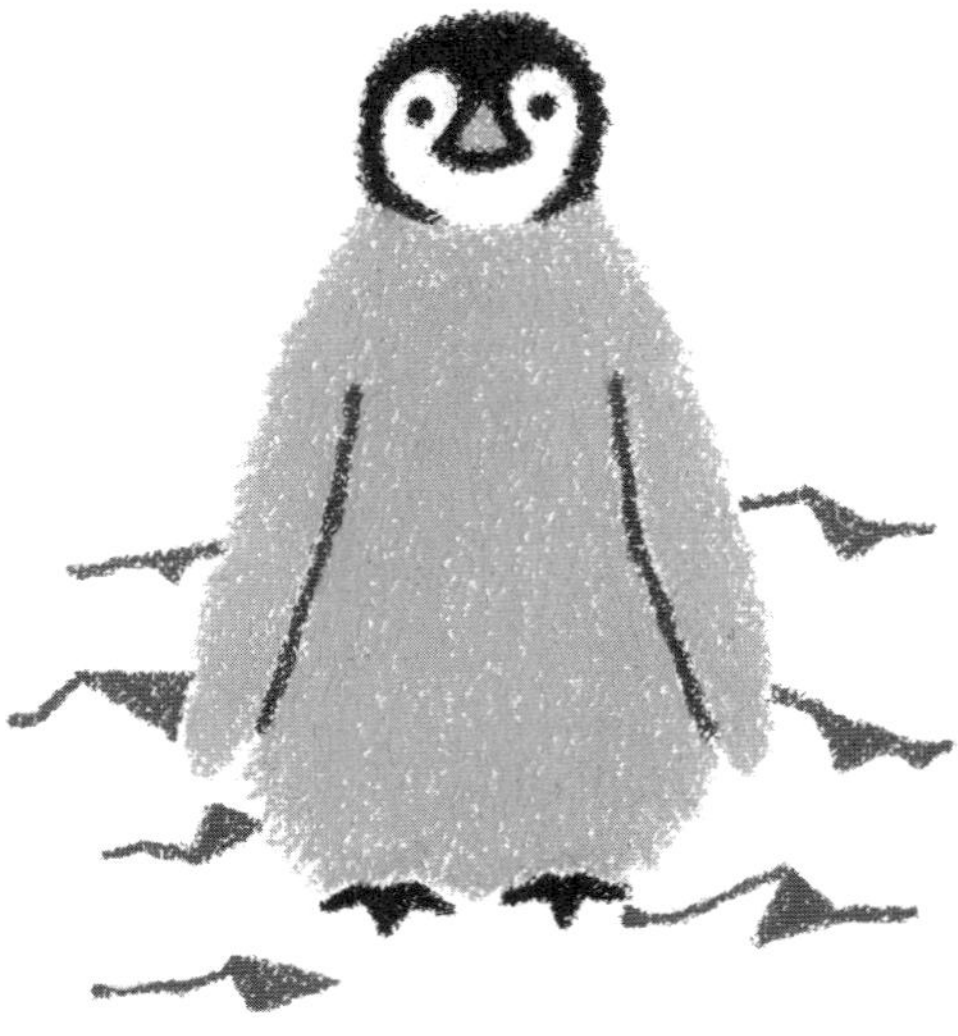

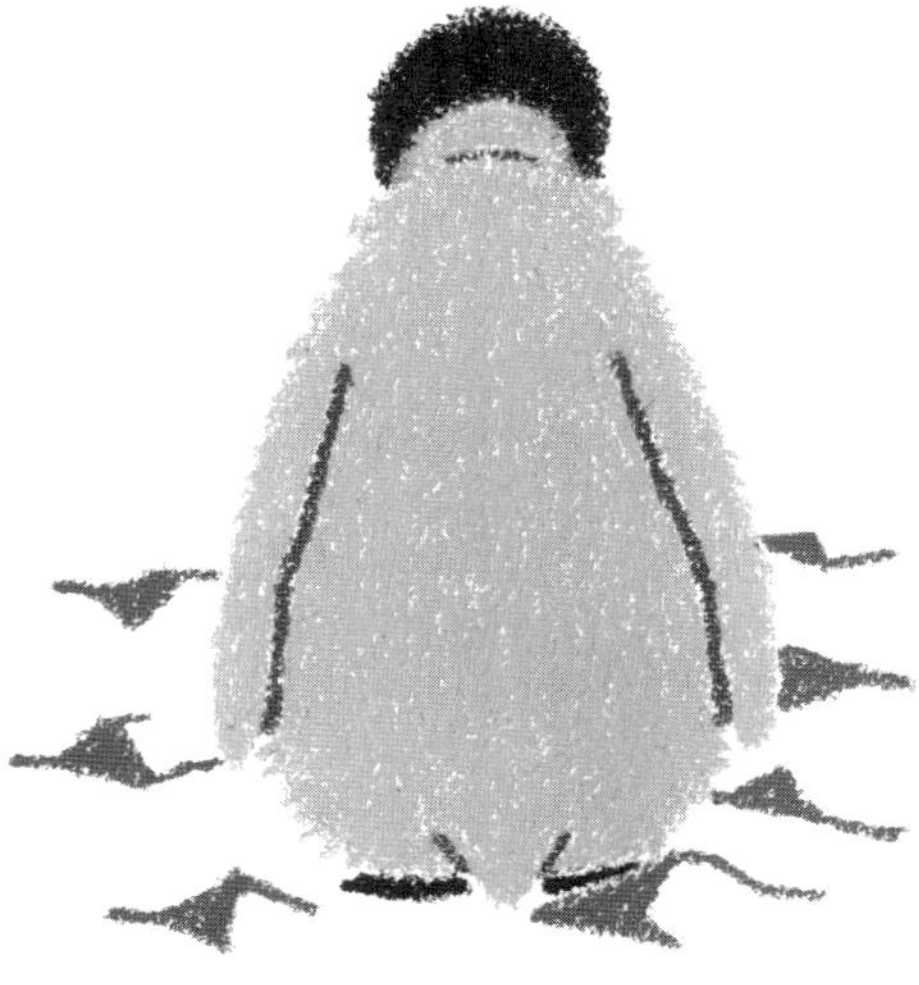

第5章　対応の実際

第6章　家族と学校に伝えたいこと

第１章

自傷とは何か

1 自傷の実態

自傷はいまや学校保健分野における主要な問題の1つです。最近数年のうちに、私自身、養護教諭研修会や学校保健研究会で自傷に関する講演を求められる機会が激増したという事実を通じて、そのことを実感しています。

こうした傾向はずいぶん前から教育関係者のあいだでは認識されていたのでしょう。実際、文部科学省が日本学校保健会に委託して実施した、『平成18年度保健室利用状況に関する調査報告書』*(1)（2007）の内容からも、それは十分にうかがうことができます。その報告書では、調査対象となった約1100校の公立学校のうち、中学校の73％、高校の82％で、在校生の自傷が把握されていたことが明らかにされています。さらに、把握した生徒の自傷件数にもとづいて、生徒1000人あたりの学校内における自傷発生率を算出した結果、生徒1000人あたりの自傷する生徒数は、中学生3・7人（0・37％）、高校生3・3人（0・33％）でした。こうした結果にもとづいて、この報告書では、生徒の自傷を学校保健における重要な課題と結論づけています。

＊**『保健室利用状況に関する調査報告書　平成18年度調査結果』**：文部科学省が日本学校保健会に委託して実施した自傷に関する調査。

しかしじつは、これらの数値で示されている自傷は、氷山の一角でしかありません。私はこれまで、中学生や高校生を対象として無記名の自記式アンケート調査のなかで自傷について調べてきましたが、何回実施してもその結果は『保健室利用状況に関する調査報告書』とは一致しないものでした。たとえば、ある公立中学校の全校生徒486名中、リストカットのような自己切傷の経験者（「わざと自分の身体を刃物で傷つけたことがありますか?」という質問で実施）は、男子で8・3%、女子9・0%だったのです（Izutsu et al, 2006）[2]。

また、同じ調査をある私立女子高校の在籍生徒に実施したところ、14・3%に自己切傷の経験があり、そのうちの半数以上は10回以上自己切傷経験がありました（山口と松本、2005）[3]。

さらに同じ質問を、首都圏12校の中学校・高校の生徒2974名に対して実施したところ、自己切傷の生涯経験率は男子7・5%、女子12・1%でした（Matsumoto & Imamura, 2008）[4]。

これら一連の調査結果から、次のようなことがいえると思います。すなわち、自傷は、わが国の10代の若者のおよそ1割に見られる、ありふれた現象であるが、周囲の大人はほとんどそのことに気づいていない（気づいているのは、全体のおよそ30分の1程度!）、ということです。それから、こんなこともいえるでしょう。

自傷は必ずしも女性に特化した現象とはいえず、援助者の前に登場する頻度は低いものの、男性にも相当数の自傷経験者が存在している、と。そして、自傷経験者の多くはその行為を反復しておこなっていることから、自傷には習慣性があるかもしれない……。

わが国におけるこうした自傷の実態は、海外諸国に比べてけっして突出したものではありません。表1-1に示すのは、欧州7カ国が共同しておこなった自傷に関する学校調査の結果です（Hawton et al, 2006[5]）。表から明らかなように、海外では、おおむね男子生徒の3〜7%、女子生徒の10〜17%に自傷経験があります。また、これとは別の調査からは、米国の女子大学生の12%（Favazza & Conterio, 1989[6]）、カナダの10代の若者の13・9%（Ross & Heath, 2002[7]）に自傷の経験があると報告されています。これらのデータから推測すると、わが国における若者の自傷経験率は欧米並みといえるでしょう。

ちなみに、わが国の子ども・若者が最初に自傷におよぶ年齢として最も多いのは12〜13歳と考えられています（山口ら、2004[8]：Matsumoto et al, 2008[9]）。こうした傾向は海外でも同様であり、英国では11〜13歳（Hawton et al, 2006[10]）、米国では12歳（Favazza & Conterio, 1989[11]）という報告があります。こうした知見から、自傷がきわめて思春期的な問題であることがわかります。

国名	自傷行為の生涯経験率	
	男子	女子
英国	4.6%	16.9%
アイルランド	4.9%	13.5%
オランダ	2.5%	5.9%
ベルギー	6.8%	15.6%
ノルウェー	4.3%	15.3%
ハンガリー	3.2%	10.1%
オーストラリア	3.3%	17.1%
日本（参考文献：Matsumoto & Imaura, Psychiatry and Clinical Neurosciences, 2008）	7.5%	12.1%

表1-1
思春期の子どもたちにおける
自傷経験率の国際比較
（Howton et al, 2006より
一部変更して引用）

2 自傷の手段・方法

図1-1をご覧ください。この図は、自殺既遂者が自殺に用いた手段・方法を示したものです。ここからわかるのは、わが国では自殺既遂者の大半（男性63・9％、女性56・2％）が、最終的な自殺の手段・方法として縊首《いしゅ》（首つり）を用いているという事実です（平成23年度版　自殺総合対策白書、2011）(12)。

それでは、刃物刺傷による自殺既遂者はどのくらいいるでしょうか？　男女ともに1％程度しか存在しません。この図には示されていませんが、こうした刃物刺傷による自殺既遂者の多くは、頸部《けいぶ》や胸・腹部といった体幹に近い部位を刺し、おそらくは心臓に比較的近い部位にある太い動脈を損傷しています。したがって、たとえば四肢の皮膚表層を傷つけて既遂にいたった者は、皆無とはいわないまでも、この1％のなかのさらにごく一部というきわめて少ない数となります。

一方、自傷をくりかえす子どもの場合、どのような手段・方法で自分の身体を傷つけているのでしょうか？

彼らの特徴は、自分を傷つけるのに用いる方法は多岐におよんでおり、しばし

図 1-1
平成 22（2010）年における男女別・年齢階級別（10 歳階級）・自殺の手段別の自殺者数の構成割合

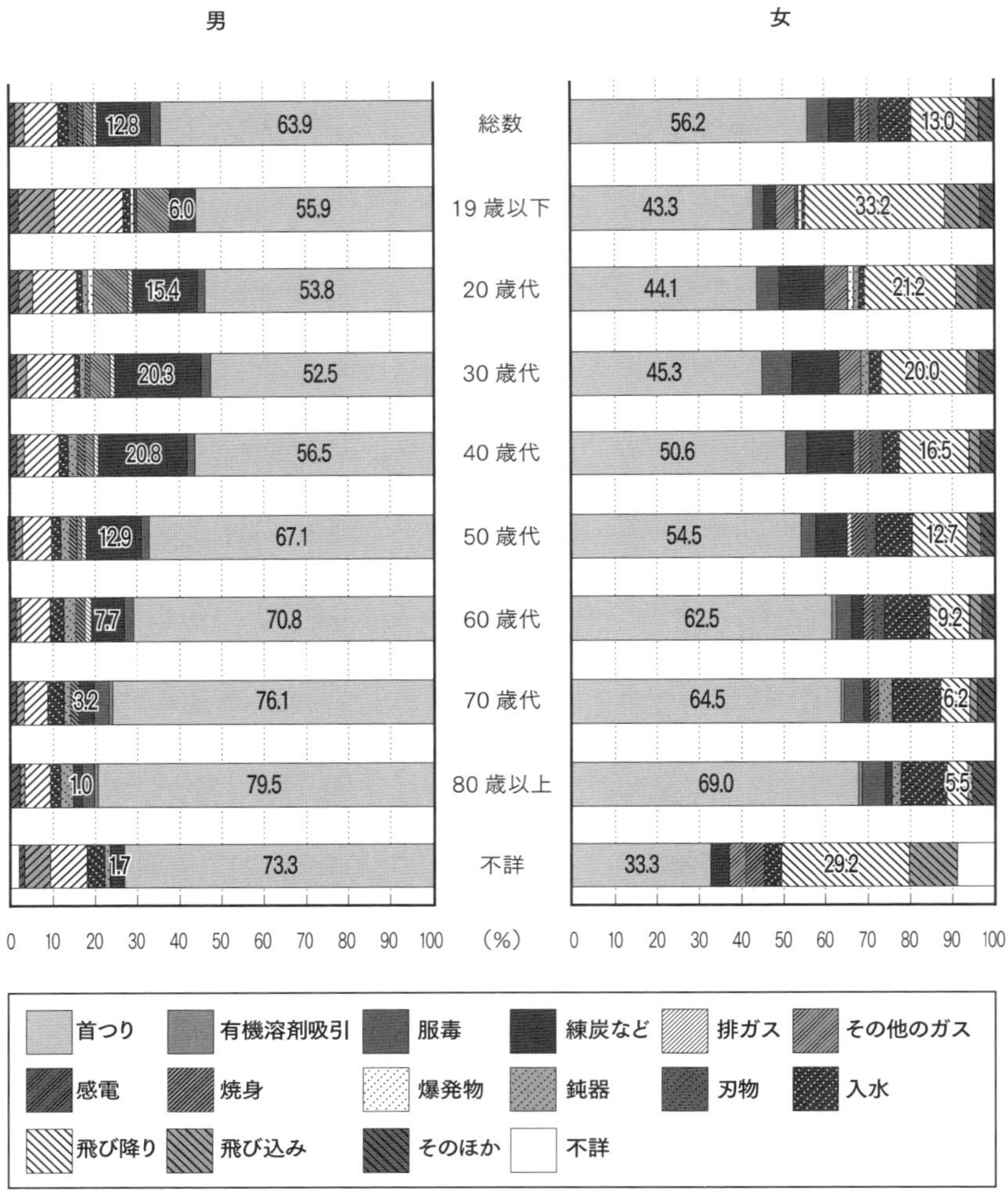

（平成 23 年度版　自殺総合対策白書より転載）

ば同一の者が複数の方法で自傷をおこなっている、という点にあります。ファヴァッツァとコンテリオ（Favazza & Conterio, 1989）[13]は、自傷をくりかえす若者２４０名を対象として、その手段・方法を調べました。その結果、最も多かったのは、「皮膚を切る」（72％）であり、次いで、「やけどをさせる」（35％）、「自分を殴る」（30％）、「治りかけた傷口をこする」（22％）という順でした。そして、78％の者が複数以上の方法で自傷をおこなっていたと報告しています。

わが国では、山口ら（２００４）[14]が大学生を対象に実施した調査があります。その調査では、大学生の６・９％に自傷の経験が認められましたが、自傷経験のある大学生が用いていた方法としては、表１－２のようなものでした。

このことからわかるのは、自殺と自傷とでは、自分の身体を傷つける際に用いられる手段・方法がずいぶんと異なる、ということです。なぜでしょうか？　はっきりといえるのは、「行為の目的が違う」ということです。すなわち、前者は「自殺すること」を目的としていますが、後者は「自殺以外のこと」を目的にしているのです。

表１－２　大学生が用いた自傷の方法・身体部位・用いた道具

自傷に用いられた道具	
カッター	16.2%
ナイフ	10.8%
壁（殴ったり頭をぶつけたりする）	8.1%
コンパス	8.1%
筆記用具	8.1%
カミソリ	5.4%
爪	5.4%

自傷の身体部位	
手首	24.3%
腕	21.6%
手のひら	18.9%
手指	16.2%
足	10.8%
耳	8.1%
頭	8.1%
爪	8.1%
手の甲	5.4%

自傷の方法	
切る	48.0%
皮膚を刺す	13.5%
頭を壁にぶつける	8.1%
身体を物にぶつける	8.1%
皮膚をむしる	8.1%
皮膚を焼く	5.4%

3 なぜ自傷するのか

それでは、自傷する子どもが目的としている、「自殺以外のこと」とはなんでしょうか?

援助者や一般の大人たちのなかには、子どもが自傷する理由として、「周囲の関心を集めるため」「アピール的行動」ととらえている人が多いようです。しかし、これはまるで見当違いな認識です。というのも、この「自傷は他者に対するアピール的意図からおこなわれる」といったことを支持するエビデンスなど、どこにもないからです。エビデンスが明らかにしているのは、「自傷の96%は、ひとりぼっちの状況でおこなわれ、しかも、そのことを誰にも告白しない」(Hawton et al, 2006)[15]ということです。もしも他者に対するアピール的な意図からの自傷であれば、観衆がいる場所(たとえば駅構内や繁華街など)ですべきですし、実行したことを多くの人に吹聴して回るべきです。しかし大多数の自傷した若者はそのようなことはしません。このことは、すでに述べた、「若者の1割に自傷経験があるが、大人が気づくのは氷山の一角」という事実とも一致しています。

それでは、なぜ彼らは自傷するのでしょうか？

自傷の研究を始めた当初、私は患者さんにそのことを率直に質問したものでした。すると、次のような回答が多く見られたのです。「イライラしたときに切りたくなる」「強い感情に襲われたときに無意識のうちにカッターを探している自分がいる」「自傷は私の安定剤」「自分でも気づかないうちに切っていて、傷口から流れる血を見ると、ホッとして我に返った」などなど。なかには、「切ると気分がすっきりして気持ちがいい」などと、いささかサド・マゾ的な倒錯を思わせる回答もありました。あるいは、「死ぬためじゃなく、生きるために切っている」「自殺しないために切っている」などと、あくまでも自殺とは区別して理解されることを望むかのような回答もありました。

別の患者は、興味深い、けれども抽象的ないいまわしで、自らが自傷する理由を述べていました。「皮膚を切って心の痛みを見える傷に変えてるんです。心の痛みはわけわかんなくて耐えられないけど、身体の痛みならば耐えられるから……」という具合です。そのとき私が虚を突かれたような表情をしていたら、その患者は次のようにつけ加えました。「ほら、かゆくてどうしようもないときに、かゆいところをギュッとつねるとかゆみが治まるじゃないですか。あれと同じです」。おそらく患者がいいたかったのは、心の痛みやわけのわからないかゆみのような、自分ではコントロールできない「説明困難な苦痛」から意識をそらすために、自分でおこなった自傷がもたらす「説明可能な苦痛」を利用している、ということだったのだと思います。

こうした、当事者に対する一連のインタビューからわかったのは、自傷には一種の自己治療的効果がある、ということでした。このことをより多数のサンプルを用いて検証するために、少年鑑別所入所中の10代女性の自己切傷経験者を対象にしてアンケート調査をおこないました（表1－3：Matsumoto et al, 2004）[16]。

その結果、明らかにされたのは、最も多かったのは、「イライラを抑えるために」（48・5％）や「つらい気分をすっきりさせたくて」（9・1％）といったような、不快感情の軽減を目的とした自傷であり、全体の6割近くがこれに該当しました。もちろん、「重要他者（家族や友人、恋人）に自分のつらさをわかってほしくて」（18・2％）という意思伝達、もしくは、自分の要求を通すために周囲を操作する目的からおこなわれる自傷もなかったわけではありません。しかし、そうした意思伝達や操作を目的とする自傷――いわゆる「周囲の関心を集めるための自傷」や「アピール的な自傷」はこれにふくまれるのだと思います――は、援助者が考えているよりもはるかに少なかったのです。

私たちの調査からわかったのは、自傷の多くは、怒りや不安・緊張、絶望感、

自傷する理由	割合	自傷の目的	割合
イライラを抑えるために	48.5%	不快感情の軽減	57.6%
つらい気分をすっきりさせたくて	9.1%		
他者（家族・友人・恋人）に自分のつらさをわかってほしくて	18.2%	意思伝達・操作	18.2%
死にたくて	18.2%	自殺の意図	18.2%
その他	6.0%	その他	6.0%

表 1-3
自傷する理由
（Matsumoto et al, 2004 を一部改変して掲載）

孤立感といった不快な感情を軽減するために――それも、誰の助けも借りることなく、独力で軽減するために――おこなわれている、という可能性でした。その意味で、典型的な自傷は、「誰かに自分のつらさに気づいてもらう」などと、他者を意識したアピール的な行動とはいえません。むしろ、「誰の助けも借りずにつらさに耐え、苦痛を克服する」ための孤独な対処法と理解すべきなのです。

4　自傷と自殺の違い

ここまでの議論を踏まえて、自傷と自殺の違いを整理しておきましょう。

教科書的にいえば、自殺とは、自殺の意図（「死のうと思って」）から、致死的な手段・方法を用いて、致死性の予測（「これだけのことをすれば、きっと死ねるだろう」という予測）のもとに、自らの身体を傷つける行動と定義できます。一方、自傷は、自殺以外の意図から、非致死的な手段・方法を用いて、非致死性の予測（例：「この程度ならば大丈夫だろう」）にもとづいて、自らの身体を傷つける行為と定義されます。しかし現実には、こうした定義をもってしても明確に分かちがたい行為があります。

しかし、自殺と自傷の背景にある精神的苦痛には、決定的な違いがあります。もちろん、自傷にしろ、自殺企図にしろ、「うれしさのあまり」、あるいは「喜びのあまり」おこなわれることはありません。いずれも背景には必ずなんらかの精神的苦痛があり、苦痛を軽減する方法という点では共通しています。ただ、苦痛の性質には相違点があります。

自殺予防学の大家であるシュナイドマン（Edwin Shneidman, 1993）[17]は、自殺を考える者は名状しがたい精神的苦痛（「精神痛 Psychache」）を抱えており、自殺とは、そうした苦痛に対する唯一にして最後の解決策である、と述べています。すなわち、自殺を考える者の苦痛には、「耐えられない」「逃れられない」「果てしなく続く」という特徴があり、その背景には、「もう何をやってもダメだ」という絶望感や無力感と、「この苦痛を終わらせるには、自殺するしかない」と確信があるというのです。

つまり、このような状況に置かれた者にとって、自殺という解決策は、あたかも真っ暗な洞窟のような漆黒の絶望のなかに差し込む、ただ一条の光――「あの光の方向に暗い洞窟からの脱出口がある！」――のように感じられるわけです。シュナイドマンはこうした心理状態のことを、「心理的視野狭窄《きょうさく》」と名づけました。

このシュナイドマンの主張に接ぎ木して自傷と自殺企図の違いを明確に定義し

たのが、ウォルシュとローゼン（Walsh & Rosen, 1988）[18]です（表1－4）。彼らは、自傷をする者の苦痛は、自殺の場合とは異なり、間欠的もしくは断続的なものであると述べています。すなわち、自傷の背景には、「寄せては返す波のように」ときとぎ激しく痛むものの、しばらくするとその痛みは和らぎ、しかしまたしばらくした後に痛むといった精神的苦痛がありますが、自傷はこのような苦痛を一時的に緩和することができるのです。

要するに、自殺が、脱出困難な苦痛を解決するために、「意識を永遠に終焉させる」方法であるのに対し、自傷は、自分の意識状態を変容させることで何とか苦痛を「一時的にしのぎ」、その瞬間を「生き延びるため」におこなわれるわけです。あるいは、自殺とは「苦痛しか存在しない世界からの脱出」であり、自傷とは「苦痛に満ちた世界に耐えしのぶこと」であると考えてもよいでしょう。

その意味では、自殺を考える者の脳裏にはもはや絶望しかない一方で、自傷を考える者の脳裏には、まだ多少とも希望が残されているといえるのかもしれません。しかし、間欠的・断続的な苦痛をいくら一時的にしのいでも、状況がまったく好転しない場合、苦痛の性状は、「耐えられない」「逃れられない」「果てしなく続く」といったものへと変化していく可能性があります。これについては、後の章で詳しく論じつもりです。

特徴	自殺企図	自傷行為
苦痛	耐えられない、逃げられない、果てしなくつづく痛み	間欠的・断続的な痛み
目的	唯一の最終的な解決策	一時的な解決策
目標	意識の終焉	意識の変化
感情	絶望感、無力感	意識の変化

表 1-4
自殺と自傷の違い
(Walsh & Rosen, 1988)

5 自傷の定義

本章のまとめとして、ここまでの議論をふまえて私なりの自傷の定義をしておきたいと思います。

私は自傷を次のように理解しています。「自傷とは、自殺以外の意図から、非致死性の予測をもって、故意に、そして直接的に、自らの身体に対して非致死的な損傷を加えること」というものです。キーワードは、「自殺以外の意図」「非致死性の予測」「故意に」「直接的に」「非致死的損傷」ということになりますが、私は、自傷に関する議論がややこしくならないためには、この「直接的に」という条件をきちんと押さえておく必要があると考えています。

直接的な身体損傷とは、自分が自分の身体を傷つけているありさまを、現在進行形の事態として視覚的に確認することができ、そうした行為の結果がただちに痛みや出血、あるいはなんらかの知覚的変化として体験できなければなりません。したがって、たとえば大量飲酒やヘビースモーキングは、自傷にはふくまれないことになります。というのも、飲酒や喫煙は、それ1回だけで身体のどこかに傷や出血をもたらすものではなく、くりかえすことによって害が体内に蓄積することで健康を冒す、という性質のものだからです。過量服薬についても、身体損傷のプロセスを視覚的に確認できず、効果発現に時間的遅延があり、リストカットに見られるような即時性はなく、非致死性に関する予測精度は高くありません。

もちろん、じつは、アルコール乱用やヘビースモーキング、摂食障害、過量服薬といった行動は、自傷と密接な関連があり、無視することはできません。これについては、後の章で詳しく述べるつもりです。しかし、「自傷」といった場合には、自らの皮膚を切る、やけどさせる、堅い物に打ちつけるなどといった直接的損傷に限定して用いた方が、緊急性の評価や援助方針をめぐる議論に際して混乱が生じにくいでしょう。

第２章

自傷のメカニズムに関する仮説

1 自傷の神経生物学的モデル

前の章で、自傷の多くは不快感情を軽減するためにおこなわれると述べました。しかし、ここで疑問がわいてくるはずです。なぜ自分の身体を傷つけるとつらい感情が軽減するのか、と。

このメカニズムを説明する理論としては、内因性オピオイド仮説というものがあります。内因性オピオイドとは、脳内に存在するモルヒネ様《よう》の麻薬性物質で、骨折などの外傷を負ったとき、あるいは、妊婦が分娩する際に脳内で分泌されて鎮痛効果を発揮します。また、いわゆる「ランナーズ・ハイ」と呼ばれる現象においても、この物質が、ランナーが体験する快感や恍惚感《こうこつかん》を引き起こしているといわれています。通俗的には「脳内麻薬」という名称で知られており、具体的な物質名としては、エンケファリンやβ-エンドルフィンなどがあります。

コイドら（Coid et al, 1983）[1]は、習慣性自傷患者は、対照群と比べて血液中のエンケファリンが高濃度であり、患者のなかでも、最近に自傷におこなった者ほどエンケファリン濃度が高いことを明らかにしました。この結果から、コイドらは、習慣性自傷者は、自傷をすることで脳内のエンケファリン産生が刺激され、苦痛を緩和しているのではないかと考察しました。さらにラスら（Russ et al, 1992）[2]は、コイドらの知見を発展させて、「自傷をくりかえす者は、ちょうどアヘンやヘロインの依存症者と同じように、自傷することで脳内のエンケファリン産生を刺激することに依存しており、それゆえになかなか自傷をやめることができない」と考察しています。

ラスらの理論は、自傷がくりかえされるメカニズムを「脳内麻薬依存症」という観点から説明しており、非常に明快な印象を受けますが、もちろん、理論としていくつか克服すべき問題点もあります。そのなかでもとくに重要なものは、自分の皮膚を軽く切ったからといって、すべての人がエンケファリンを産生して無痛状態や緊張が緩和される体験をするわけではない、という点です。なぜ一部の者だけが自傷に際して痛みを感じずに、緊張や不安、あるいは苦痛が緩和するのでしょうか？

この疑問については、キルマイヤーとキャロル（Kirmayer & Carrol, 1987）[3]が興味深い仮説を提唱しています。彼らは、習慣性自傷者のなかには幼少期に虐待を受けてきた者が少なくないことに着目し、いわば「自傷の神経生物学的モデル」を考え出しました。彼らの理論は以下のようなものです。

すなわち、くりかえし身体的虐待という肉体的苦痛を受けている子どもは、そのたびに脳内でエンケファリン産生が刺激されて鎮痛されるために、いつしか生理学的な痛みに対して鈍感になってしまっているというのです。

そして、痛みに対する反応が弱くなっていることが、怒りに駆られた懲罰的な親からさらなる虐待行為を引き出します。これによってさらにエンケファリンの産生は刺激されるので、被虐待児は慢性的なエンケファリン過剰産生状態になれていき、ますます鈍感になっていきます。

結果的に、静かな環境で孤独に過ごしているときには、逆にエンケファリンは減少するために、被虐待児は相対的なエンケファリン離脱状態に陥り、不安と緊張が増大した状態に置かれることになります。

キルマイヤーとキャロルによれば、このような状況においては、自傷はエンケファリン産生を高める刺激として機能し、これによって緊張と不安を軽減させることができるという主張しています。

この「自傷の神経生物学的モデル」は、なぜ一部の者だけが、自傷に際して痛みを感じないばかりか、精神的な安らぎを得ることができるのかを、じつにわかりやすく説明してくれる理論といえます。

2 神経生物学的モデルの背景にある生育環境

ここで、「自傷の神経生物学的モデル」が着目した、自傷者における被虐待歴について、もう少し詳しくとりあげておきましょう。

自傷と幼少期の被虐待体験の関係を指摘する研究は数多く存在します。ファヴァッツァら（Favazza et al, 1989）[4]は、習慣性自傷患者の62％に幼少期の身体的・性的虐待が認められると報告しており、私たちの研究でも、女性自傷患者の61・8％に身体的虐待が、41・2％に性的虐待が認められました。

また、ヴァン・デア・コークとサポルタ（Van der Kolk & Saporta, 1991）[5]は、さまざまな自己破壊的行動全般と最も密接に関連するのはネグレクトを受けた経験ですが、自傷にかぎれば身体的・性的虐待との関係が重要であると報告しています。

グラッツら（Gratz et al, 2002）[6]も、被虐待体験の種類や頻度の多さが自傷の重症度に関係すると指摘しています。

明らかな虐待まではいかない水準でも、ある種の不適切な養育環境は、後年の自傷に影響する可能性があるといわれています。ウォルシュ（Walsh, 2005）[7]は、自傷をくりかえす者では以下のような体験をしていることが多いと指摘しています。

たとえば、幼少期に両親の別居や離婚を経験していたり、家族の誰かがアルコールや薬物を乱用していたり、自傷や自殺企図などの自己破壊的行動をしていたり、親が精神障害に罹患していて十分な情緒的応答を得られなかったり、あるいは、家族内における暴力場面をくりかえし目撃するといった体験です。

こうした環境は、地域や親戚との関係からも孤立した、閉鎖的な生育環境をつくります。いわば「秘密の多い家庭」といってもよいでしょう。そうした家庭にはお決まりの「暗黙のルール」があります。すなわち、「語ってはいけない、感じてはいけない」です。たとえば、父親のアルコール依存やギャンブルの問題、あるいは母親への暴力について、子どもたちは本能的に「この話は誰にも語ってはいけない」と感じ、けっして周囲の大人たちに助けを求めたりはしません。身体的もしくは性的な虐待を受けている子どもの場合には、「誰かに話したら、もっと恐ろしいことが起きる」と感じて沈黙を守ります。

養育者にゆとりがないために、子どもがつらい感情を訴えたり、助けを求めたりすることがしにくいという家庭環境も、自傷に対して促進的な影響があります。また、自傷をくりかえす子どものなかには、一見すると、きちんとした養育者に

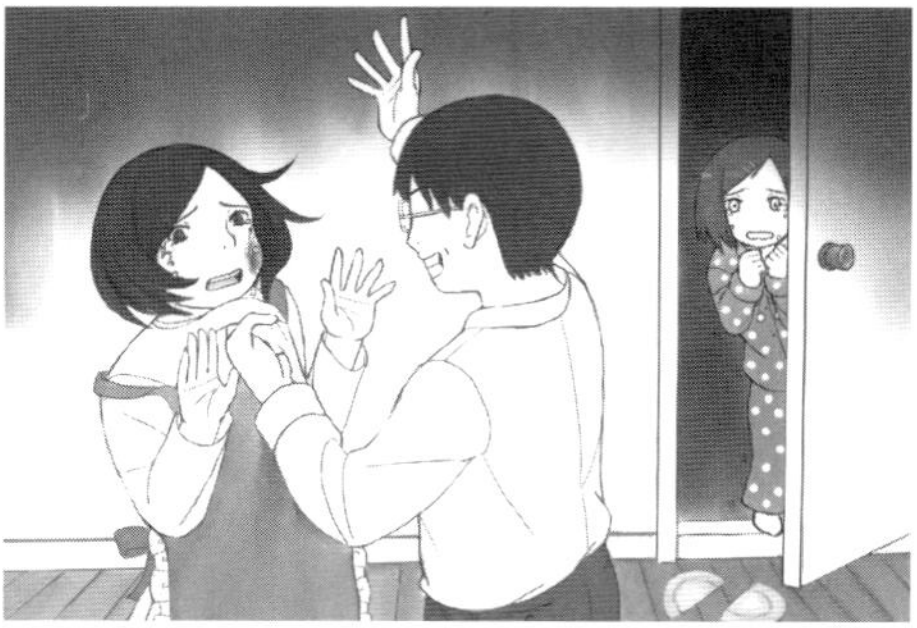

DV（家庭内暴力）をくりかえし見ている子どもは、助けを求めることがしにくい環境にある

育てられたように思える人もいます。しかし、それでも、幼少期につらいことがあった際に養育者に相談するたびに、「がんばれ」「おまえが悪い」「やられたらやり返せ」などと、つらい気持ちになっている現在の自分を否定され、代わりに物事を「勝ち／負け」だけで判断する価値観を押しつけられる体験をしていたりするものです。

このような苦痛に満ちた環境のなかで、子どもたちは「何も語らない」と誓うことで援助希求能力を萎《な》えさせられ、さらに、「何も感じない」という無感覚状態になることでつらい感情をやり過ごそうとする習慣を身につけます。この無感覚状態は、すでに述べた慢性的なエンケファリン産生過剰の状態なのかもしませんし、あるいは後述する解離状態の一種なのかもしれません。いずれにしても、そのメカニズムには不明な点が多いとはいえ、精神的苦痛を緩和してくれる自傷は、養育者のように自分を裏切ったり否定したりしない、頼りになる「救世主」といえるでしょう。

すでに私は、「周囲の関心を集めるために」あるいは「アピール的な目的から」自傷がおこなわれるのはまれであるといいました。そして、ほとんどの自傷は誰もいない、一人きりの状況でおこなわれ、そしてたいていは誰にも告白されないともいいました。要するに、自傷は隠された秘密の儀式なのです。クラーク（Clarke,

1999)[8]は、自傷が秘密にされる理由について、自傷による傷は、子どもたちが「語ってはならない」と思い込んでいる家庭の秘密——たとえば、父親がアルコール依存症であるという、ほかの人に知られたくない、恥ずかしい事実であったり、それを告白したら家族が崩壊してしまう危険をはらんだ、性的虐待の事実であったりするのかもしれません——を象徴しているからである、と指摘しています。

さらに、暴力にさらされて生育した子どもは、長じてから愛情の絆と暴力とを混同し、愛着する相手との別れを体験した際に、喪失した対象との絆を心のなかで再体験しようとして、自傷という方法で「自らに暴力をふるう」ことがあります。

なお、生育背景とは異なりますが、幼少期になんらかの重篤な身体疾患に罹患したり外傷を負ったりして、くりかえし手術や医学的処置を受けなければならなかった経験があること、あるいは、先天的な身体的奇形をもっていることが、後年の自傷に関係するという指摘があります(Rosenthal et al, 1972)[9]。こうした経験は、身体に傷をつけることに対する抵抗感を減弱させたり、自らの進退に否定的なイメージを抱きやすくさせたりして、自傷の発現を準備すると考えられています。

3 自傷と解離の関係

前節で述べた、自傷と過酷な生育環境との関係をさらに深めるには、やはり自傷と解離《かいり》との関係についてもふれておく必要があります。というのも、過酷な生育環境は後年の解離症状*と密接に関連しているからです。

精神科外来で自傷患者たちの治療をしていると、「切っているときに痛みを感じないけど、血を見ると我に返って、『あ、生きている』と思ってホッとする」と述べる患者と遭遇することは、さほどめずらしいことではありません。こうした発言から読みとれるのは、自傷におよんでいる最中には痛覚の鈍麻、あるいは現実感の希薄化や離人感が生じていて、切ることがもたらす痛覚刺激や血液の鮮やかな色彩によって現実感を回復している、あるいは、この自傷が解離状態でおこなわれている可能性がある、ということです。

実際、多くの研究者が、自傷と解離との密接な関係を指摘しています。もちろん、自傷者のすべてが解離状態で自傷におよんでいるわけではありませんが、私たちの研究（松本と山口、２００５）[10]では、切っている回数が多い人、「自分が生き

＊**解離症状**：自分の対処能力を超えた精神的苦痛に耐えるために、意識・知覚・記憶の統合を切り離す防衛機能を解離という。この機能が病的になると、ある行動に関する記憶が欠落したり（解離性健忘）、さらに深刻な場合は、通常の本人とは異なる別の意識システム（交代人格）が生じ、本人が自覚しないうちにさまざまな行動をしているという現象（解離性同一性障害）を呈する。

るためには切ることが必要」と考えている人ほど、解離が顕著な傾向があることがわかっています。その意味では、典型的な習慣性自傷患者ほど解離を伴っていると考えることができるかもしれません。

現にレベンクロン（Levenkron, 1998）[11]も、自傷を解離性と非解離性の2つのタイプに分類し、前者をより中核的で重篤な自傷ととらえています。また、ズロトニックら（Zlotonick et al, 1997）[12]は、解離傾向が著しい自傷者ほど、若年から頻回に自傷をくりかえし、深刻な虐待を受けている場合が多いことを指摘しており、解離を伴う自傷の背景には、何らかの外傷的な体験があると考えてよいかもしれません。

それでは、外傷体験や解離はどのように自傷に関与しているのでしょうか？

ここでは、スエモト（Suyemoto, 1998）[13]による仮説を紹介しておきたいと思います。スエモトは、自傷には解離状態からの回復を促す機能があると述べています。幼少期に虐待やネグレクト、あるいは友人からのいじめや激しい家族間暴力の目撃といった体験をしてきた人は、怒りや恥の感覚、あるいは恐怖に耐えるために、解離による「心理的無感覚状態」となる習慣を身につけます。こうすることで、怒りや恥の感覚、あるいは恐怖といった不快な感情を意識から遠ざけることができるからです。

しかし、ここに落とし穴があります。不快な感情を意識から遠ざけたからといって、それが完全に消失するわけではないのです。それは記憶のどこかに残り、一触即発の危険をはらみながら、「ふた」を閉められていると考えるべきでしょう。やがて思春期に入り、自我の芽生えとともに親子関係での葛藤を経験し、あるいは友人・異性関係での葛藤を経験するなかで、強引に「ふた」を閉めた一触即発の記憶を刺激され、かつて抱いた激しい感情が噴出しそうになります。しばしばその感情はとてつもなく巨大なものへと肥大し、膨張しています。もしも感情が噴出したら、感情が爆発して暴力行動におよんだり、突発的な自殺行動に走ったりしてしまうほど強烈な場合もありえるでしょう。

そのときふたたび「意識のサーモスタット」が作動します。幼少期によりなじんできた解離による無感覚状態です。不快感情によって惹起された、この解離状態は、怒りなどの不快な感情を遠ざけ、感情爆発や自殺念慮の高まりを回避する効果があります。その意味では、適応的な防衛手段だといえます。

しかし、解離という防衛手段には困った点があります。たしかにつらい状況をしのぐのに解離は有用ですが、つらい状況が過ぎ去った後に持続していると、今度は別の不快感情を引き起こしてしまいます。それは、「生きているのか、死んでいるのかわからない」という、虚無感と死の気配を伴う、不気味な不安です。

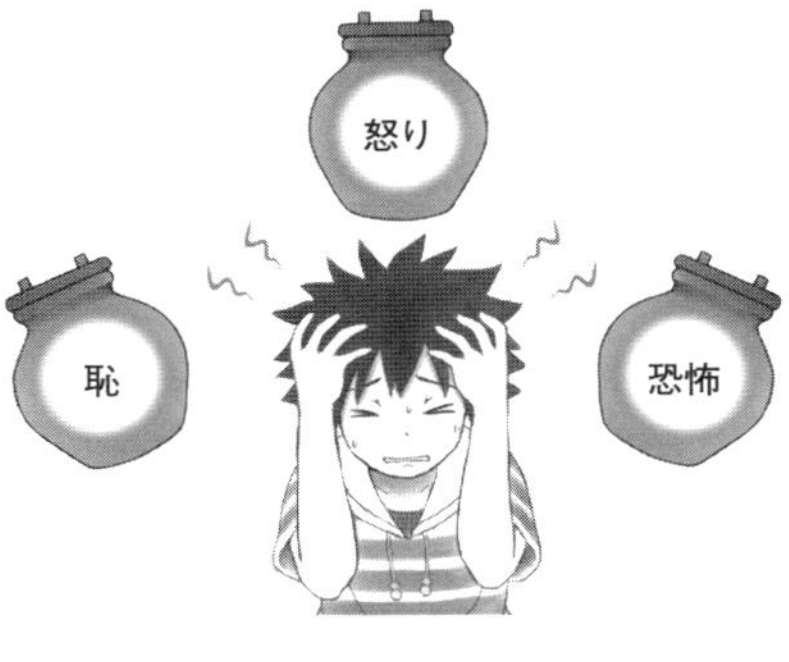

幼少期に虐待やネグレクトを受けた子どもはいわば「感情にふたをされている」状態

そうした状態から回復するために、自傷者は無意識のうちに自分を傷つけます。刃物があれば、それで皮膚を切るでしょうし、なければ自分の腕をわしづかみにして爪を強く皮膚に突き立てたり、ひっかいたりすることでしょう。もっとも、切りはじめた当初は痛みを感じません。しかし、何度か皮膚を切って自分に痛み刺激を与えていくうちに、自傷によってもたらされる疼痛《とうつう》や血液の鮮やかな色といった知覚刺激によって、少しずつ現実感を回復し、それとともに不安感も鎮まっていきます。

「切っているときに痛みを感じないけど、血を見ると我に返って、『あ、生きている』と思ってホッとする」と語る自傷患者の言葉の裏には、「不快感情↓解離による無感覚↓自傷による痛みや血液といった知覚刺激↓現実感回復」という一連のプロセスが隠されているといわれています。その意味では、自傷には「反解離効果」、あるいは「抗解離効果」があるといえるかもしれません。

4 暴力の観察学習

過酷な生育環境との関連でもう1つ別の観点から仮説を紹介しておきます。

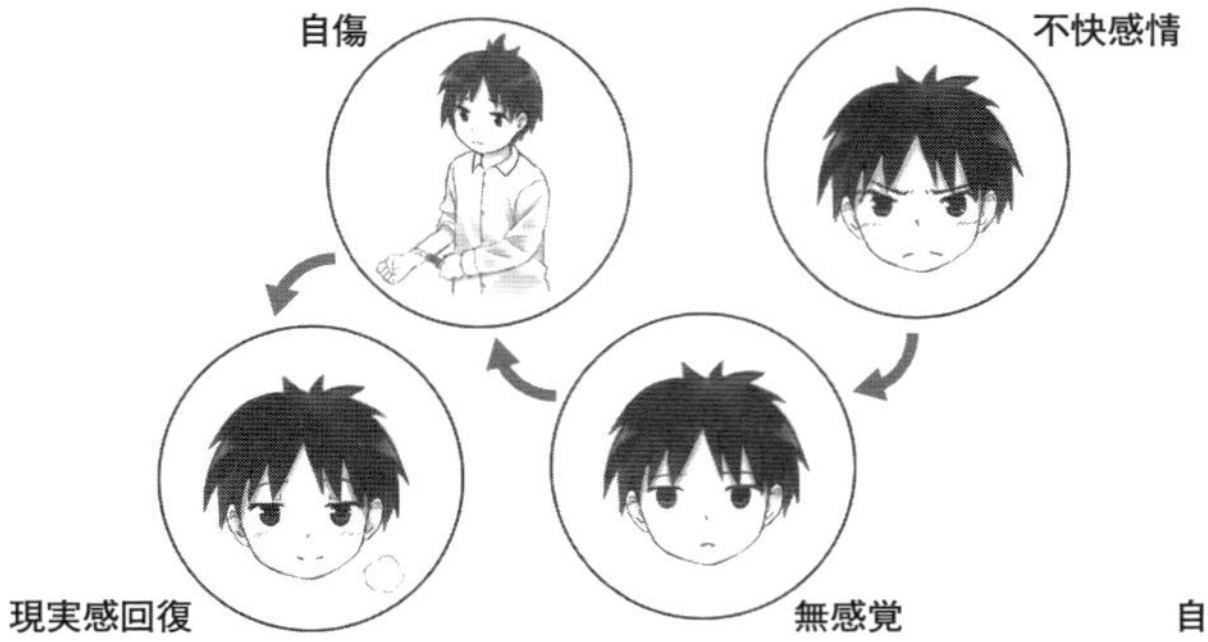

自傷の反解離効果

私たちの調査（松本ら、２００６）[14]では、自傷をくりかえす患者は、身体的虐待や性的虐待といった自分が直接に暴力の被害を受けているだけではなく、両親間のけんかといった、家族内での暴力場面にくりかえし曝露されている者も多いことが明らかにされています。また、柴山（２００７）[15]は、外傷体験に関連する病態であるはずの解離性障害の患者のなかでも、自傷や自殺企図を呈する解離性障害患者では、そうでない者よりも明らかに、暴力の直接的な被害に遭っていたり、暴力場面を目撃していたりすることが多いことを指摘しています。

こうした知見は、自傷を「暴力の観察学習」の結果ととらえうる可能性を示しています。バンデューラ（Bandura, 1977）[16]によれば、幼少期に家族の暴力を目撃する体験は、恐怖・不安に喚起された高度な覚醒状態において、暴力のもつパワーを観察学習する場となってしまうといいます。もちろん、自傷と他害的暴力とはまったく同じとはいえませんが、自傷が意思疎通や操作の目的から用いられるとき、それは、「けっして反撃や復讐をされることなく、相手を攻撃し罪悪感を覚えさせる効果的な方法」となり、一種の他害的暴力として機能するのもまた事実です。このように、暴力を観察学習した経験も、ある種の人に、困難を解決するための選択肢として、自傷の優先順位を高めてしまうと思います。

5 自傷の伝染性とメディアの影響

自傷の発症にかかわる要因としては、家庭外の環境による影響、すなわち社会的影響も忘れてはいけないでしょう。

私たちの調査で中学生・高校生の1割に自傷の経験が認められたのはすでに述べた通りですが、じつは、クラス別に算出すると意外な事実が見えてきます。これは未発表のデータですが、クラスごとの自傷経験を調べてみると、クラスによって自傷経験者の割合が著しく異なり、自傷する生徒が非常に多いクラスがある一方で、まったくないクラスもあるのです。この結果は次のようなことを示唆しています。中高生の自傷は、クラスという小さな単位で見てみると、「伝染現象」の影響を受けている可能性がある、ということです。

自傷や自殺といった、人に強烈なインパクトを与える行動には強い伝染力があります。とくに、若者が高い密度で集まっている場所、あるいは、厳しい規律で管理されている環境では、自傷が生じやすく、また短期間で伝染が拡大しやすいことがわかっています。たとえば、学校付設の寄宿寮や思春期病棟、それから閉鎖病棟や養護施設、少年院などは、自傷の好発施設といえます。ただし、伝染は誰に対しても生じるわけではありません。最初に自傷をした者と似たように苦しい境遇にある者がその行為を模倣する、というのが一般的な傾向です。さらに、自傷の発端者が「自分もこうなりたい」という憧れの存在である場合には、その「感染力」はいっそう強いものとなります。

ウォルシュとローゼン（Walsh & Rosen, 1988）[17]によれば、自傷の連鎖的な勃発は、まずは1人の自傷に対して別の者が共感して反応し、自傷するところから始まるといいます。なかでも被虐待経験をもつ者は、友人間の自傷に共感しやすく、自傷を介して結ばれた仲間意識は、一種の異様な高揚感をもたらして、友人同士内における自傷に対する心理的抵抗感を急激に低下させます。さらに、自傷の重症度が友人内でのヒエラルキーを決定する雰囲気が生まれてしまうと、友人間で競いあい、強化しあうようになり、自傷は集団内でたちまち拡大してしまうのです。

このような伝染現象は、テレビや音楽、小説、漫画といったメディアによっても引き起こされる可能性があります。メディアの影響による伝染としては、すでに自殺の伝染がよく知られています。シュミトケとヘフナー（Scmidtke & Häfner, 1988）[18]は、ドイツで放映された、『ある学生の死』という連続テレビドラマが自殺行動に与えた影響について興味深い報告をしています。そのドラマでは、毎回

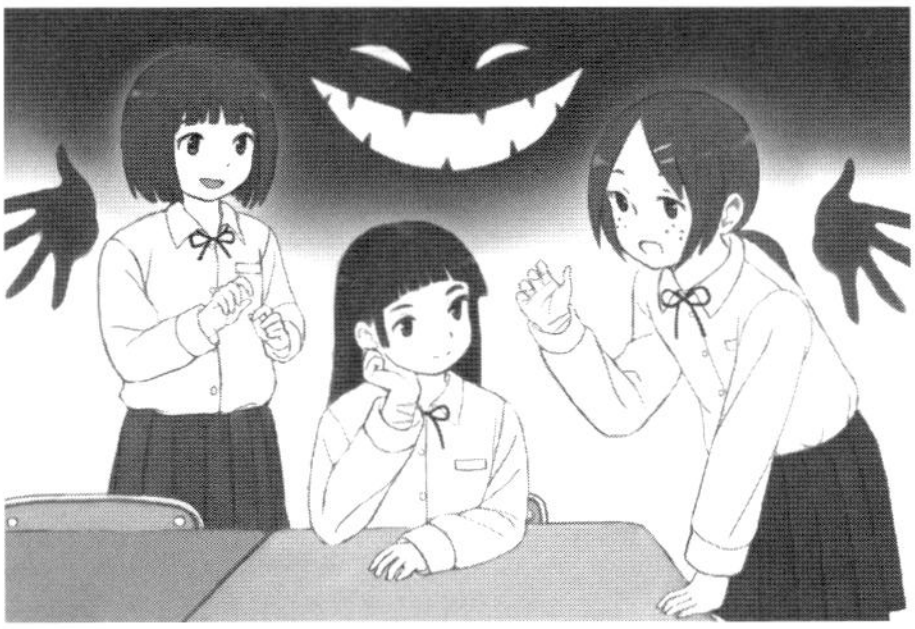

自傷は伝染する

のように男子学生が鉄道自殺をするシーンが描かれていましたが、このドラマ放送後から数週にわたってドイツでは鉄道自殺が増加したのです。とくに注目すべきなのは、ドラマのなかで自殺した者と性別や年代が同じ者が多く見られたという事実です。誰かの自殺行動は、年代や境遇といったもりが共通している者に対して強い「感染力」をもつ傾向があるのです。

同じくホートンら（Hawton et al, 2006）[19]も、テレビドラマによる自殺行動への影響を、じつに克明に報告しています。すなわち、英国において、パラセタモールという鎮痛解熱薬を過量摂取するシーンが出てくる、『緊急医療室』というテレビドラマが放映されたところ、その後、過量服薬により医療機関に救急搬送される患者が、放映１週間後で17％、２週間後で９％も増加したというのです。

わが国でも、１９８６年の４月に、当時トップアイドルであった岡田有希子さんの飛び降り自殺において同様の現象が見られました。連日、テレビや新聞、雑誌が岡田さんの自殺を大々的に報道しましたが、その結果、事件後の２週間で30数名の若者が同じ飛び降りという方法で自殺をしたことがわかっています。

自傷にもこれと同じことが起こります。わが国では、インターネット上には数多くの自傷関連サイトが存在し、ときには自傷直後の生々しい傷の写真、さらには自傷をまさにしている状況の動画までが掲載されていたりします。こうしたサイトは、一方で孤独感にさいなまれている自傷者に、「あなた一人ではない」という慰めを与える一方で、自傷をしたいという欲求を刺激してしまう可能性もあります。

このように考えてみると、ときどき見られる、アイドルタレントの「リストカット告白」といったものの影響が危惧されるところです。メディアによってとりあげられることで、自傷に対する偏見を除去し、自傷する若者を孤立から救い出すというメリットはありますが、他方で、若者たちの自傷に対する心理的抵抗感を弱めてしまう危険性もあります。

第３章

自傷というアディクション――死への迂回路

1 アディクション～気分を変えるための行為

アディクション（嗜癖《しへき》）とは、「気分を変える」という目的から、ある行動に強迫的にのめり込んでいる状態のことをいいます。最もわかりやすいのは、アルコールや薬物などの物質に関するアディクションでしょう。「嫌なことを忘れるために」「憂さ晴らしのために」「ハイな気分になりたくて」といった理由からアルコールや、覚せい剤や大麻といった依存性薬物を摂取し、アルコールや薬物を使っていないときにも、「今度はいつ使おうかな」とか、「早く使いたいな」とか、たえずそのことばかりを考えている状態です。近年、このアディクション概念は、さまざまな問題行動や人間関係のあり方にまで拡大され、プロセスアディクションとか関係アディクションなどと名づけられています。たとえば、なんらかの不快気分への対処として、あるいは気分を高揚させるために、ギャンブルや買い物に没頭し、いつしかそうした行動を自分ではコントロールできなくなる病態は、「ギャンブル依存症」や「買い物依存症」としてよく知られるようになりました。また、「相手のことを憎み軽蔑しながらも、相手から離れることができない」

といった人間関係は「共依存」といわれています。

自傷もまたアディクションなのでしょうか？　だとすれば、それはどのようなアディクションであり、アルコールや薬物の依存症のようにくりかえされるなかでエスカレートしていった結果、最後はどこへとたどり着くのでしょうか？

2 自傷はアディクションなのか

すでに述べたように、自傷をくりかえす子ども・若者の多くが「不快な気分を変えるために」自傷をおこなっています。私自身の臨床経験をふりかえってみても、多くの患者が、自傷する理由として、「気持ちがスッキリするから」「イライラを解消するために」などと語っていました。なかには、「止めたいけど止められない」「切っているうちにエスカレートする」「癖みたいなもの、暇だとつい切ってしまう」というように、はっきりとその習慣性を訴えた人もいました。数年前、ある20代の女性患者が私に語ったことは、いまでも印象に残っています。

「自傷をおこなっていて一番怖かったのは、その行為が癖になってしまうということです。初めは『なんとなく』という感じでおこなった行為が、気がついたときには日常的な行為になっていました。自己嫌悪と自傷の悪循環が永遠のループのようになり、さらには、そこから抜け出したいのに抜け出すことさえ怖いという状態でした。自傷をおこなっている自分が嫌で仕方ないんですが、そこから変わるということが非常に恐怖でした」

自傷がもつ嗜癖性については、かねてより一部の海外の研究者によって指摘されてきました。ファヴァッツァとコンテリオ（Favazza & Conterio, 1989）[1]は、２４０名の習慣的自傷者の調査結果から、その71％が自傷を「アディクションである」と感じていたと報告しています。また、フェイエ（Faye, 1995）[2]は、自傷の場合には、アルコール依存症のような耐性上昇や離脱症状といった生理学的特徴は明らかではないと断りつつも、自傷とアルコール・薬物依存症にはいくつかの共通点があると指摘しています。さらに、そうした共通点のなかでとくに重要なのは、それらの行為により一時的に不快な感情から解放されるものの、最終的には自尊心の低下、恥の感覚、罪悪感、孤独感をもたらす点であると述べています。

私たちは、精神科クリニックに通院中の女性患者のうち、自傷経験のある者81名を対象に、自傷の習慣性・嗜癖性に関するアンケート調査をおこなっています。その結果、「1回以上の自傷経験者」という条件で集められた対象のうち、「10回以上の自傷経験」がある者が72・8％にもおよんでおり、多くの自傷経験者が習慣的にその行為をおこなっている可能性が示唆されました（松本と山口、2005）[3]。また、自傷経験者のなかで、「自傷を止めたいと思ったことがある」と回答した者が79・0%、「止めようと誓ったのに自傷してしまったことがある」と回答した者が76・5%、「自傷は癖になると思う」と回答した者が85・0%に認められました。この結果は、自傷経験者の大半が習慣的に自傷をくりかえしており、しかも、自身でその嗜癖性を自覚し、意志によってその行為をコントロールすることに失敗した経験があることを意味していると思います。

私は、アディクションとなりやすい物質や行動には3つの共通した特徴があると考えています。

(1)その物質や行動は、快楽を引き起こす効果もしくは不快気分を解消する効果がある
(2)そうした効果はきわめて即効的に発現する
(3)他者を介在しない、1人でもできるものである

こうした特徴です。いうまでもなく、自傷はこの3つの特徴を備えています。第2章で述べたように、習慣的に自傷をくりかえしている人にとって、自傷には、エンケファリン産生を介して一種の心理的無痛状態を引き起こし、即効的に感情的苦痛を緩和する効果があります。

たとえば、他者からの暴言のせいで強いストレスを感じている状況を想像してみてください。こうした状況において、最も建設的かつ根本的な問題解決策は、「いまの発言はあんまりじゃないかな。とても傷ついた。いい直してほしい」と直に訴え、自分に苦痛をもたらしている現実を変えることだと思います。しかし、このやり方は、ややこしい議論と時間、そして何よりも勇気を要するという点で、かなり手間のかかる方法といえます。下手をすれば、その人との関係に深刻なヒビが入ってしまう危険性もあります。それくらいならば、自傷によって、苦痛をもたらす現実ではなく、苦痛を感じている自分の感情を変え、苦痛にみちた現実に過剰適応した方がはるかにてっとりばやいわけです。自傷のもつ手軽で、しかも即効的に苦痛から解放されるという効果は、それ自体が行動療法でいうところの「報酬」となって、この行動を強化するわけです。これが自傷をアディクション化させるのです。

3 自傷のアディクション化プロセス

アディクションの本質は、エスカレートするなかで当初の目的を見失い、いつ

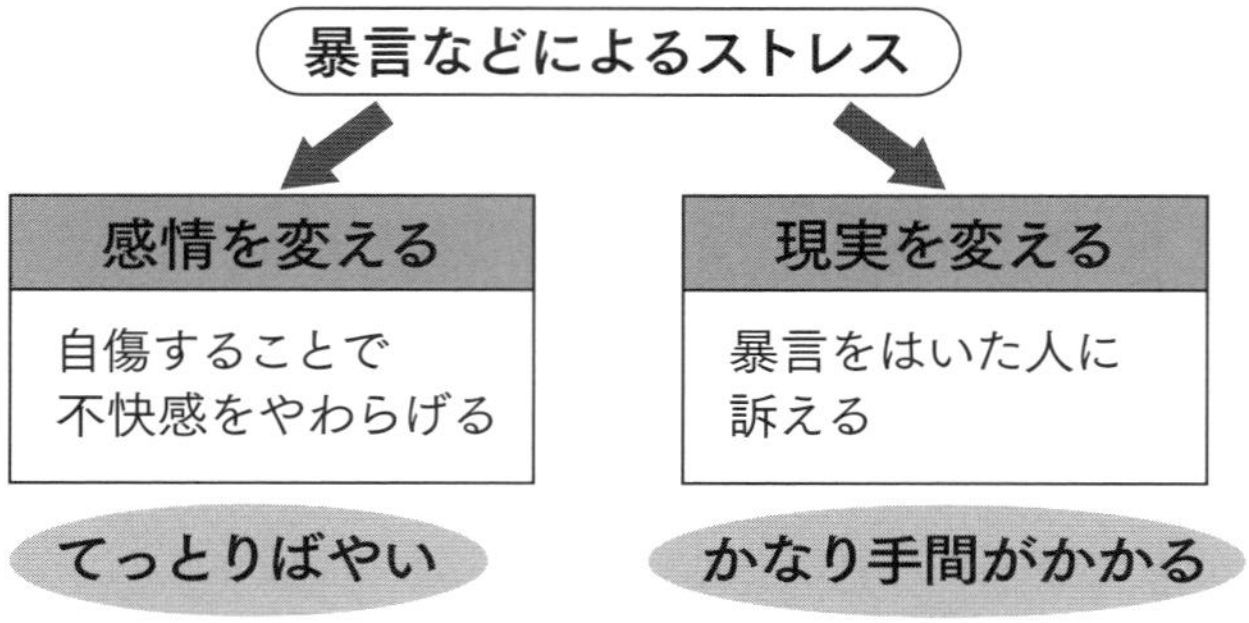

しか行為の主体性を失ってしまう点にあります。自傷にもそういった特徴が見られます。当初は自ら主体的に自傷をすることによって自分の感情をコントロールしていたつもりが、気がつくと、自傷にコントロールされ、振り回されている自分がいます。そのような観点から、私はかねてより「自傷のアディクション化プロセス」（図３‐１参照）なる臨床上の作業仮説を提唱してきました（松本と山口、２００５[4]）。

以下に、この仮説について説明しましょう。

1　自分をコントロールするための自傷

私たちの調査（山口ら、２００４[5]、Matsumoto et al, 2008[6]）によれば、自傷が開始される年齢はおおむね12歳頃です。ファヴァッツァら（Favazza et al, 1989[7]）の調査では自傷の平均的開始年齢は12歳、ホートンらによれば11～13歳とされていることを考えると、国を問わず、小学生から中学生へと移行する思春期の始まる時期に自傷が始まるといえるでしょう。

では、最初の自傷はどのような経緯からなされるのでしょうか？

これまで私は、自傷はけっして失敗した自殺企図ではないと述べてきました。しかし厳密にいうと、人生最初の自傷に限っていえば、じつは自殺の意図がある

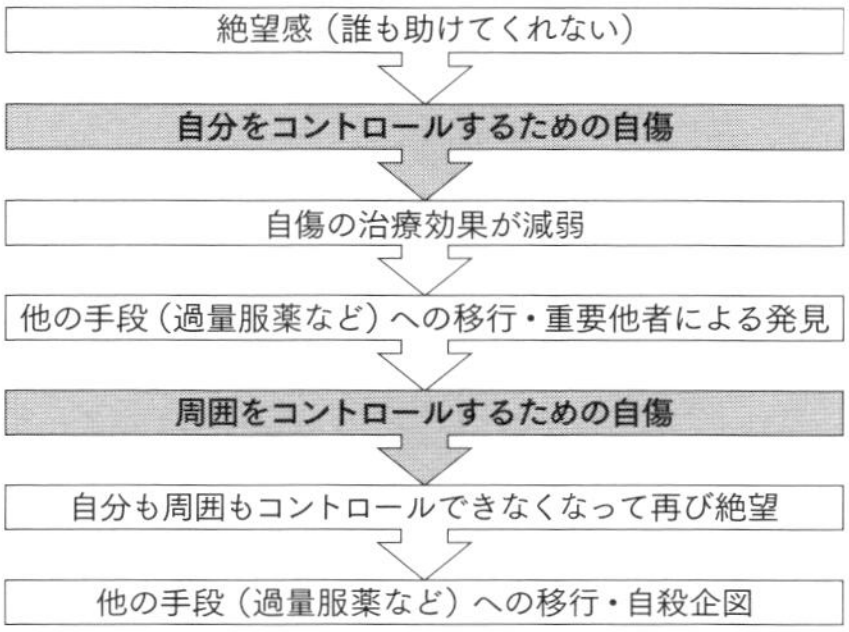

図 3-1
自傷のアディクション化プロセス

ことが少なくないようです。傷はけっして深くなく、むしろその後、習慣化してからの方がはるかに深く切っていたりしますが、それでも本人なりには自殺の意図を抱き、さらに致死性の予測をもっていたりします。

典型的な例をあげてみましょう。たとえば、家庭や学校でくりかえし自分を否定される体験をしている子どもがいたとしましょう。それは、虐待やいじめといった明確な形かもしれませんし、試験で90点をとってもいつも「なぜ100点じゃないのか」と親から責められるような不明瞭なかたちでもよいでしょう。いずれにしても、「いまのあなたではダメだ」というメッセージであることには変わりはありません。

おそらくその子は、自らのことを「自分はいらない子」「余計な子」と認識していることでしょう。最初のうち、このつらい状況について周囲の大人の誰かに相談するかもしれません。しかし、大人たちは、「がんばれ」「おまえも悪い」「やられたらやりかえせ」とお決まりの反応をしたり、そもそも大人自身が自分の問題で精神的余裕がないために、その子の訴えに耳を傾けられなかったりするかもしれません。やがて子どもは、「誰も信じられない」「もう誰にも助けは求めない」という思いに駆られ、「消えてしまいたい」「いなくなってしまいたい」という感情を抱くようになります。この感覚は、いわば消極的で漠然とした自殺念慮とい

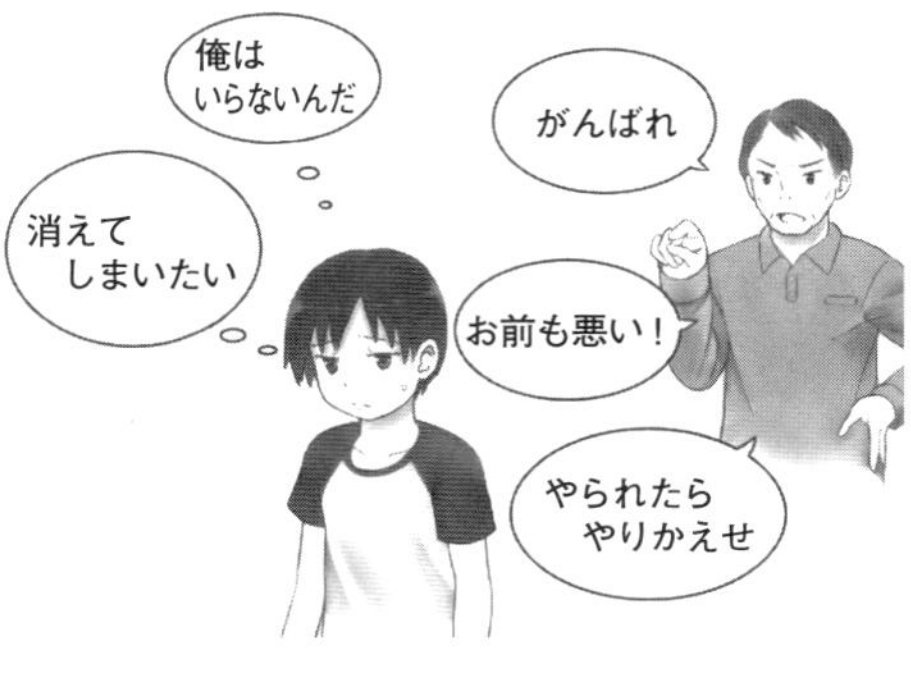
俺は
いらないんだ
がんばれ
消えて
しまいたい
お前も悪い！
やられたら
やりかえせ

ってよいものです。この頃には、高いところに上るたびに、「ここから落ちたら（あるいは、飛び降りたら）、どうなるのだろうか？」などといった空想をくりかえすようになる子もいます。そして、あるとき忍耐の限界に達して、子どもは自殺の意図から刃物で自分を切るわけです。もちろん、その傷は、客観的には「かすり傷」程度の軽症のものであることが多いでしょう。

いずれにしても、その自殺企図は、誰にも知られることのないままおこなわれ、やはり誰にも知られることのないまま失敗に終わったことになります。しかし代わりに、子どもはそれまで自分の胸を圧迫していた「心の痛み」が霧散しているのを――すなわち、自傷のもつ「鎮痛」効果を――発見するのです。「死にたいほどのつらさ」も、うまくコントロールできるわけです。おそらく子どもはこう思うのではないでしょうか？　「これさえあれば、誰の助けがなくても生きていける」。そして、生きるために――あるいは、死なないために――自傷をくりかえすようになります。たいていは、周到に人目を避けて、誰にも内緒にして。こうして、「自分をコントロールするための自傷」が始まります。

2　「鎮痛」効果の減弱とコントロール喪失

しかし、自傷がもつ「鎮痛」効果には、麻薬と同様、「耐性」を生じやすいという性質があります。当初は週に1回自傷すれば不快感情に対処できていたものが、しだいにその効果が薄れ、3日に1回、毎日、日に数回という具合に、徐々に頻度を増やさなければならなくなるのです。しかも、「鎮痛」効果を維持するためには、より多くの場所に、さまざまな方法で自分を傷つける必要があります。そのため、手首や腕だけで足りなくなり、他の身体部位を切ったり、さらには、切るだけではなく、頭を壁に打ちつけたり、火のついたタバコを皮膚に押しつけたりするようになる者もいますし、より深く切らなければ効果を実感できなくなる者もいます。そして、ときとして、「意図せず」致死性の高い身体損傷におよんでしまう場合もあります。

もう1つ困ったことがあります。こうした対処をくりかえすうちにストレス耐性が低下し、以前ならば気にもとめなかった出来事にも感情的苦痛を感じるようになってしまうのです。最初は、「生きるか死ぬか」といった苦痛に対して自傷という対処を用いていたはずが、いつしか「友人の態度がそっけなかった……嫌われているのかも」といったささいな出来事に対しても、自傷しないではいられなくなるわけです。この現象は、あたかも、手術後の激しい疼痛に対して鎮痛剤を用いた人が、いつしかその鎮痛剤を常用するようになり、朝、目が覚めたときに「なんとなく頭が重い」だけでも鎮痛剤が欲しくなるのに似ています。

このようにして、自傷の治療効果が減弱する一方でストレス耐性が低下する事態を呈すると、自傷にはもはや自分をコントロールするパワーがなくなってしまいます。すなわち、いくら切っても埋め合わせがつかない状態――「切ってもつらいが、切らなければなおつらい」状態に陥るわけです。これは、アルコール依存症患者が呈する連続飲酒発作と同じ、コントロール喪失の状態といえます。あるいは、これまで「人は私を裏切るが、自傷は絶対に私を裏切らない」と信じてきた自傷に「裏切られる」事態です。

3　周囲をコントロールするための自傷

自傷に対するコントロールを失い、むしろ自傷にコントロールされる状況になると、自傷者は、もはや周到に人目を避けて自傷する余裕を失います。まもなくゴミ箱に無造作に投げ込まれた血のついたティッシュ、あるいは、洋服で隠せない場所につけた傷などが家族や教師の目に触れることとなり、彼らの秘密の儀式は露見してしまいます。当然ながら周囲は騒然とし、これを機になんらかの専門的援助につながります。彼らが精神科医療機関やカウンセリング室に訪れるのは、通常はこの時期です。

皮肉なことに、自傷は発見されることで、ふたたびそのパワーを取り戻します。

そのパワーとは、精神的苦痛に対する直接的な「鎮痛」効果ではありません。むしろ、「余計な子」「いらない子」というアイデンティティをもち、「いなくなってしまいたい」「消えてしまいたい」と感じている彼らが、自らの存在価値を身近な人間との絆を確認することを通じて得られる、間接的な「鎮痛」効果なのです。彼らは自傷をしたりしなかったりすることによって、家族や友人、恋人、さらには援助者を一喜一憂させ、自分から離れていこうとする人との絆を一時的に回復できることに気づきます。周囲の人間は、彼らに注目し、まるで腫れ物に触るように接することを強いられ、いつもならば口をついて出てしまう非難や苦言も飲み込むことを余儀なくされます。

要するに、彼らは自傷を通じて家族内ヒエラルキーにおける下克上を実現できるパワーを手に入れるのです。そして、そのパワーに「酔う」ことで、彼らは自らの内にある「いなくなってしまいたい」「消えてしまいたい」という気持ちから意識をそらすことに成功します。これは、「周囲をコントロールするための自傷」の段階ということができます。この段階の自傷は、多くの援助者が自傷について抱いている「アピール的」な様相を呈します。ここで重要なのは、アピール的な自傷は最初からアピール的な意図からおこなわれているのではなく、周囲の反応によって二次的に出現するものだという点です。

この「周囲をコンロトールするための自傷」の時期はあまり長くは続きません。自傷を発見されることで得られたように見えた周囲との「絆」は、たいていの場合、一時的なものにすぎないからです。家族、あるいは友人や恋人は、自傷することにもしないことにも、驚くほど早く慣れてしまいます。自傷にふりまわされることに疲れはてた家族、さらには援助者までもが、しだいに自傷に対して冷淡な態度をとるようになっていきます。「死ぬ気もないくせに」「好きで切っているんだから」「切りたければ切ればいい」「自分で救急車を呼べば」などの辛辣《しんらつ》な言葉を浴びせられることもあります。

これはきわめて危険な状況です。この段階にいたると、自傷には自分をコントロールすることも、周囲をコントロールすることもできなくなっています。自傷者は完全に無力化され、「いらない子」「余計な子」という否定的な自己イメージがわき起こり、これまで自傷に「酔う」ことでそこから意識をそらしていた「心の痛み」——すなわち、「消えてしまいたい」「いなくなってしまいたい」——がふたたび彼らを苛《さいな》み、最初の自傷のときに存在していた自殺念慮が明確に意識されるようになります。もしもすでに精神科に通院している場合には、自殺の意図から、処方された向精神薬を過量服薬することでしょうし、過量服薬する薬がなければ、別の自己破壊的な手段をとるかもしれません。

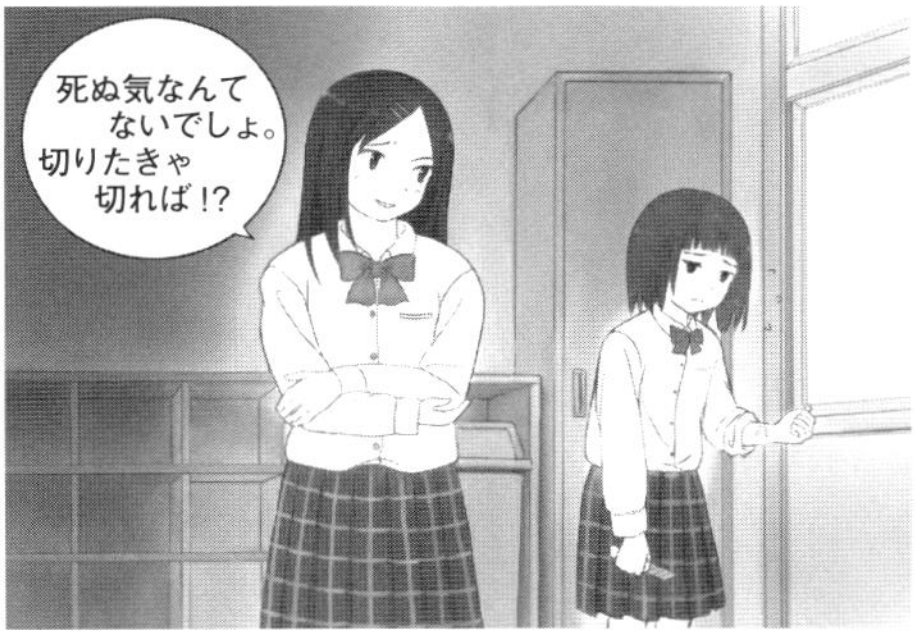

驚くほど早く、まわりの人びとは他人の自傷行為に慣れてしまう

4 自傷から過量服薬へ

ここで過量服薬について触れておきたいと思います。

第1章で私は、過量服薬は自傷に含めるべきではないと主張しました。しかしその一方で、自傷と過量服薬は非常に密接な関連があるのも事実です。たとえば、精神科外来を訪れる患者に限っていえば、自傷をくりかえす者の6割に過量服薬の経験があり、自傷を主訴に精神科を訪れた患者の約6割は治療開始から3年以内に過量服薬におよぶことがわかっています（松本ら、２００８）[8]。また、過量服薬経験のある自傷患者の特徴として、自己切傷を長期間続けている者が多いことが明らかにされています（松本ら、２００５）[9]。このことは、自傷を長年にわたってくりかえしていけば、かなりの確率で過量服薬へと発展していく可能性があることを示しています。

1 過量服薬の意図は曖昧である

自己切傷に比べると、過量服薬の意図は多様であり、しばしば曖昧です。ロドハムら（Rodham et al, 2004）[10]は、学校在籍中の生徒のなかで自己切傷のみの経験者と過量服薬のみの経験者に対して、複数選択可の選択肢を用いてそれぞれの行為の動機を調べています。すると、最も多い動機はいずれの群も、「つらい気持ちから解放されたかった」という不快感情の緩和であり、両群ともに7割以上がこれを選択していました。しかし、2番目の動機が異なりました。自己切傷では「自分自身を罰したかった」であったのに対し、過量服薬では「死にたかった」であり、過量服薬経験者の67%がこれを選択し、この項目だけが両群間で有意差を示したのです（表3－1）。

じつは、この調査では、「その行為を決意してから実行するまでの時間」に関する相違も検討されており、その結果、過量服薬の方が、自己切傷に比べて決意してから実行までの時間が長いことが明らかにされています。このことは、過量服薬は、不快感情への衝動的な対処としてだけでなく、なんらかの明確な意図にしたがった準備・計画のもとに実行されていることを示唆します。その意味で、過量服薬をする際の意図には、自己切傷に比べて、自殺を意図する気持ちが多くふくまれていると考えるべきでしょう。

表3－1 自己切傷者と過量服薬者によって選択された動機の比較（Rodham et al.2004）

行為の説明のために選択された動機	自己切傷%（n/N）	過量服薬%（n/N）
つらい感情から解放されたかった	73.3（140/191）	72.6（53/73）
自分自身を罰したかった	45.0（85/189）	38.5（25/65）
死にたかった	40.2（74/184）	66.7（50/75）
自分がどれくらい絶望しているか示したかった	**37.6（71/189）**	**43.9（29/66）**
自分が本当に愛されているのかどうかを知りたかった	27.7（52/188）	42.4（28/66）
周囲の注意を引きたかった	21.7（39/180）	28.8（19/66）
驚かせたかった	18.6（35/188）	24.6（16/65）
仕返しをしたかった	12.5（23/184）	17.2（11/64）

2　過量服薬は非致死性の予測に問題がある

「非致死性の予測」という点でも、両者には微妙な相違点があります。過量服薬は、たとえ「自殺以外の意図」からおこなわれたとしても、自己切傷に比べて「非致死性の予測」が困難です。というのも、自己切傷の場合には、視覚的に傷の大きさや深さ、出血の程度を確認しながら行為を遂行し、万一、予想よりも切りすぎた場合、ただちに行為を中止することで危険を回避することがある程度は可能です。一方、過量服薬の場合、「薬剤を服用しすぎた」と感じて摂取を中止しても、その数時間後にはさらに深刻な事態に陥ってしまいます。つまり、結果の発現に時間的な遅延がある。また、身体損傷のプロセスは内部で生じるので観察がむずかしく、服用した薬剤の種類、服用した人の体質や体調の状態、アルコール併用の有無によって、効果の強度や発現までの時間は大きく変化し、正確な予測は困難です。

3　過量服薬は周囲からの強化を受けやすい

さらに、周囲からの強化を受ける程度にも差があります。過量服薬は、自己切傷に比べて周囲に気づかれやすく、解毒処置などのために医学的治療を必要とする事態へと発展しやすいのです。そのため、周囲の同情や強烈な反応を引き出しやすく、そのような反応が強化因子として作用し、過量服薬は短期間でエスカレートする傾向があります。しかし、短期間でエスカレートする分、くりかえされるなかで周囲は本人の過量服薬をコントロールできないという無力感に苛まれ、それが本人に対する怒りや敵意へとつながり、本人の孤立を深めやすいという問題があります。

4　酩酊状態が危険な行動を誘発する

たしかに過量服薬が自殺死亡の直接的原因となることは、比較的まれです。わが国で発生する自殺は、その60％前後が首つりによるものであり、服毒による自殺はわずかに3〜5％を占めるにすぎません（平成23年度版　自殺総合対策白書、2011）。

しかし、過量服薬は自殺死亡に対して間接的な影響を与えます。私たちの研究チームがおこなった心理学的剖検調査（Hirokawa et al, 2012）[11]では、比較的若年の自殺既遂者の特徴として、精神科治療中の者が多く、致死的行動の直前に処方されていた治療薬を過量に摂取しており、致死的行動には酩酊《めいてい》による衝動性亢進《こうしん》が関与していた可能性が推測されています。さらにいえば、こうした若年の自殺既遂者の多くは、人生早期より自己切傷をくりかえしており、それがある時期から過量服薬へと移行し、最期の段階では、頻繁にくりかえされる過量服薬のために家族が疲弊し、敵意を高め、文字どおり、「自らまいた種」が原因で本人は心理的に孤立していました。

以上のように考えると、たとえ自殺以外の意図にもとづくものであれ、自己切傷や過量服薬を安易に考えることはできないと思います。

5 過量服薬をするリスクの高い若者の特徴

ここで、自傷をする子ども・若者のなかで過量服薬をしやすい人の特徴について説明しておきます。

まず精神医学的問題から列挙していくと、アルコールや薬物の乱用問題を抱えている人、摂食障害*が合併している人、解離性障害*や外傷後ストレス障害*を合併している人ということになります。それから、もう少し幅広く心理社会的な特徴を列挙すると、家族と同居していない人、あるいは、家族と同居していても、家族の無理解や怒りやいらだち、あるいは暴力・暴言にさらされており、主観的に孤立無援感を抱いている人、これまでの人生において直接・間接に深刻な暴力に

＊摂食障害：極端な食事制限や、過度な量の食事の摂取などを伴い、それによって健康にさまざまな問題が引き起こされる精神障害。主に拒食症と過食症のことをいう。心理的ストレスに対する耐性不足や、社会適応性の未発達、コミュニケーションの不全などが原因とされている。

＊解離性障害：33ページ参照。

＊外傷後ストレス障害（PTSD）：死を意識するような強い体験によって心理的なトラウマ（外傷）が生じ、フラッシュバック・感情の麻痺・過覚醒（常に危険が続いているかのような張りつめた状態）などの症状が続く障害。
ここでいう体験とは、事故、災害、戦闘、虐待《ぎゃくたい》、犯罪（暴力、強姦など）などで、子どもの場合には、虐待や無視・放置、他者の被害の目撃が成人以上に外傷となりうる。

曝露された経験がある人（例：虐待やいじめ被害、家族間暴力場面をくりかえし目撃する、家族の自傷場面への曝露）です。

加えて、見落とされがちなのは、自殺の意図どころか、そもそも自分を傷つける意図さえ自覚していないのに、結果的に過量服薬となってしまう人がいる、ということです。その典型が摂食障害や解離性障害に罹患している人たちです。

過量服薬と関係の深い摂食障害は、神経性大食症（いわゆる過食症）です。このタイプの摂食障害は、神経性無食欲症（拒食症）に比べると看過されやすく、注意深く問診をすると、自傷する若者のかなりの割合で合併しています。

過食症を抱えている女性は、やせるために日中食事を制限している者が少なくありません。しかしその分、夜になると空腹感で眠れなくなったり、あるいは、眠気によって意識がぼんやりしてくると、強烈な過食衝動に駆られてしまうことがあります。それでなんとかして夜間の過食を抑えようとして、ひそかに睡眠薬の服薬をくりかえしているうちに、自分でも意図せず過量服薬となってしまいます。

それから、解離性障害や外傷後ストレス障害に罹患する人たちも、意図せずに過量服薬をおこなってしまいやすい傾向があります。いずれも過去の心的外傷体験と密接に関連している障害ですが、外傷記憶のフラッシュバックがもたらす深

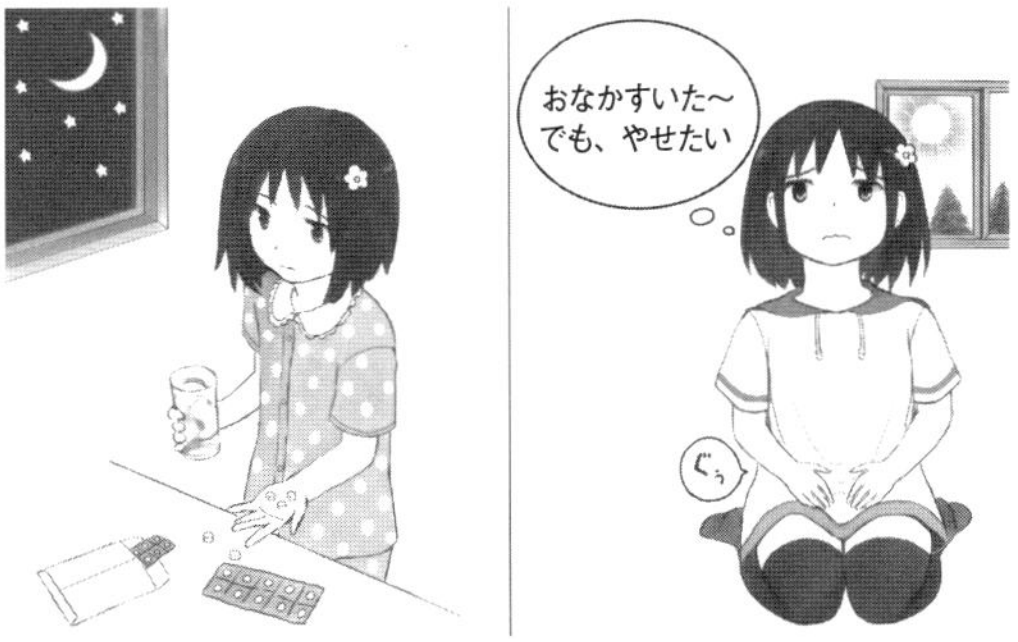

刻な恐怖感から逃れようとして過量服薬をくりかえすことがあります。

また、解離性同一性障害（多重人格性障害）を抱える人では、主人格の意に反した破壊的な交代人格への変換を抑えようとするなかで過量服薬におよぶこともあります（Putnam, 1989）[12]。このような人は、少しの時間でも熟睡することでこの不自然な人格変換から回復できることを経験的に知っていることがあり、なんとかして「眠ろう」として睡眠薬を追加服用しているうちに、過量服薬となってしまいます。

ちなみに、解離性障害を抱える若者のなかには、日頃より執拗《しつよう》に「頭痛」を訴え、市販鎮痛薬を乱用している人がいます。その意味では、頭痛と市販薬乱用の存在は過量服薬ハイリスク患者の重要な指標として考えてもよいでしょう。

6 自傷から自殺へ

ここまで見てきたことからわかるように、自傷とは、「その瞬間を生き延びるために」くりかえされながら、最終的には、逆説的に死をたぐり寄せてしまう行為なのです。その意味では、アディクションとしての自傷は、本質的に「死への迂回路」であるということもできます。事実、オーウェンズら（Owens et al, 2002）[13]らが世界中で発表されている自傷患者の予後研究を分析した結果によれば、10代において自己切傷や過量服薬をおこなった経験のある者は、そうでない者に比べて10年以内に自殺既遂によって死亡するリスクが数百倍高くなることが知られています。つまり、たとえ「リストカットじゃ死なない」といえたとしても、「リストカットをする奴は死なない」とはいえないのです。

自傷が自殺に発展していくプロセスを理解するうえで、米国の精神科医ジョイナーら（Thomas Joiner et al, 2009）[14]による「自殺行動の対人関係理論」はとても役立ちます。ジョイナーらは、人を自殺にいたらしめる究極的な危険因子として、3つの要因をあげています（図3－2）。

1つ目は、「身につけられた自殺潜在能力」です。これは、致死性の低い自己切傷や過量服薬をくりかえしたり、拒食や過食・嘔吐、あるいは、アルコール・薬物乱用といった自己破壊的行動におよんだりすることを通じて獲得する、「身体の痛みに対する慣れ」のことです。こうした体験が一種の自殺のリハーサルとして機能し、自殺行動に対する心理的抵抗感を減弱させます。

2つ目は、「所属感の減弱」です。これは、人とのつながりがないという感覚、孤立感を意味します。あるいは、「自分の居場所がない」「誰も自分を必要として

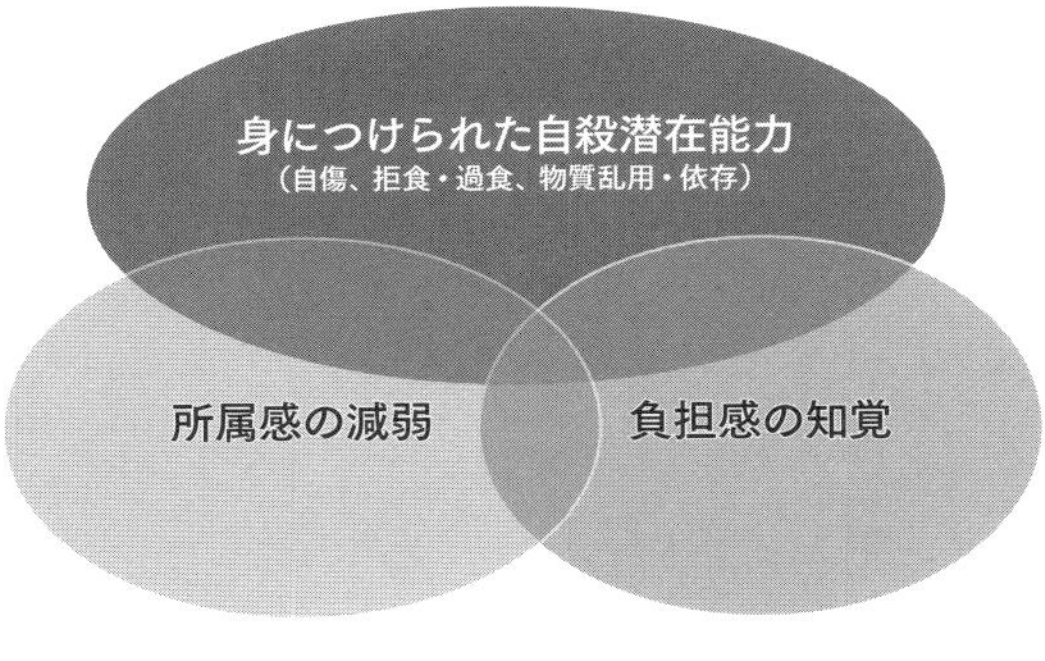

図3-2
人を自殺へと追いつめる3要因
（Joiner et al, 2009）

いない」という感覚のことです。

3つ目が、「負担感の知覚」です。これは、「自分が生きていることが周囲の迷惑になっている」とか、「自分がいない方が周囲は幸せになれる」という認識です。

ジョイナーは、これら3つの要因の総和が一定の水準を超えたとき、人は自殺を決意すると述べています。この3つの要因をふまえると、自傷と自殺との関係は次のように整理できます。リストカットや過量服薬といった致死性の低い自傷は、その苦痛に満ちた瞬間を生き延びるのには役立ちますが、長期的には「身につけられた自殺潜在能力」を高めてしまいます。また、摂食障害やアルコール・薬物乱用を合併している人の場合には、この傾向はいっそう顕著となることでしょう。

また、自傷がエスカレートしてくると、家族や友人、恋人に気づかれますが、ここで新たな問題が発生します。自傷は、ごく初期には家族や友人、恋人、援助者の同情や共感を引き出すことがありますが、それがくりかえされるようになると、周囲の無力感を刺激し、逆に周囲の怒りや敵意を引き出してしまうからです。結局、そうした周囲の陰性感情が本人の孤立を強め、「所属感の減弱」をもたらしてしまうのです。

さらに、自傷をくりかえす者に振り回されるようになると、周囲は、自分のなかで高まった陰性感情を処理できなくなります。極度に疲弊した家族が心ならずも本人に、「死ぬ気もないくせに中途半端なことをしやがって。死ぬならとっとと死ね」とか、「あなたのせいで私の人生はめちゃくちゃよ」などと感情的な暴言を吐いてしまうことがあります。こうした発言が、本人の「負担感の知覚」を強めてしまうわけです。こうしたことが積み重なり、最終的に、その人が抱える「3つの要因」の総和は閾値《いきち》以上の強度となり、最終的な自殺行動を引き起こすのです。

　このことから、自傷をくりかえす者の自殺予防のために、援助者がすべきことが見えてきます。自傷や摂食障害、あるいはアルコール・薬物乱用の問題に介入し、感情的苦痛に対する適切な対処スキルを修得させることは、「身につけられた自殺潜在能力」をゆっくりと減らしていきます。そして、自傷がすぐにはやめられなくとも、援助者として見捨てずに粘り強くかかわり続けることは、「所属感の減弱」を食い止めるのに役立つでしょう。さらに、本人の自傷に翻弄され疲弊している家族を支援すること、そして、援助者がスーパーバイザーの助言を受けながらチームで対応することにより、本人の「負担感の知覚」を軽減するのに寄与するはずです。

第４章

援助にあたっての心構え

1 援助者は「氷山の一角」しか知ることができない

第3章で私は、『リストカットでは死なない』といえたとしても、『リストカットする奴は死なない』とはいえない」といいました。この言葉をもう少し専門的な言葉を使っていい直すと、「自傷は自殺とは異なるが、自殺関連行動である」というものになります。自傷におよんだ子どもは、将来における自殺のハイリスク群であり、彼らにかかわることこそが、たとえば10年後のわが国の自殺者減少へとつながるのです。

ここで、改めて確認しておきたいのは、援助者は、こと自傷に関するかぎり、自分たちがとらえた現実がそのまま真の実態ではないことを肝に銘じておくべき、ということです。自分たちの目の前に登場した自傷者は、「氷山の一角」でしかないことを認識するとともに、「水面下に隠れた巨大な氷山」に思いを馳せる想像力が必要なのです。

本章では、自傷の援助をするにあたって、理解しておいてほしいいくつかの原則について論じたいと思います。

2 傷のケアをしないことも自傷

ホートンら（Hawton et al, 2006）[1]は、リストカットのような狭義の自傷だけでなく、過量服薬も含めた広義の自傷におよんだ者のうち、その後、実際に医療機関を訪れて傷の手当てや胃洗浄や点滴といった解毒処置を受ける者は、全体の1割以下であると指摘しています。わが国ではこうした調査はおこなわれていませんが、自己申告による生徒の自傷経験率と学校が把握している生徒の自傷経験率とのあいだの著しいギャップを考えれば、わが国でも同様の傾向があると考えられます。

それでは、自傷や過量服薬をして医療機関を受診した者と受診しなかった者とでは何が違うのでしょうか？

普通に考えれば、「おそらく身体的な損傷や服用した薬剤量など、自傷による医学的障害の重症度が異なるのではないか」という予測が立ちます。つまり、その身体損傷が重篤だからこそ――つまり、自己切傷ならば縫合する必要があるほど深い傷だったり、過量服薬であれば胃洗浄や全身管理が必要な状態であったたからこそ、医療機関を訪れたのではないかという予測です。

しかしホートンらは、必ずしもそうとはいえないと指摘しています。実際に調査をしてみると、自己切傷をした者にしても、過量服薬をした者にしても、救急外来受診者と非受診者とのあいだで、それら行為によってもたらされた医学的障害の程度に差がないことがわかったのです。それでは何が異なっていたのかというと、非受診者は、受診者に比べて、うつ症状が重篤であり、人間不信が強く、「どうなってもかまわない」という自暴自棄的な気持ちや、「消えてしまいたい」「死んでしまいたい」といったような、さまざまな程度の自殺念慮をもっている者が高率に認められたのです。いいかえれば、傷の手当てを求めて受診した者の方が精神状態は多少ともましな水準にあり、少しは援助希求能力が高く、その意味では、自殺のリスクが比較的低かったわけです。

こうした知見をふまえると、自傷とは、たんに自分を傷つける行為だけをいうのではなく、傷ついた自分をケアしないこともふくめた概念であることに気づかされます。考えてみれば、切った後に、「傷が化膿してもかまわない」という気持ち、あるいは、深く切ってしまった場合にはきちんと縫った方がきれいに治るはずなのに、「ケロイドみたいになって痕が残ってもかまわない」という気持ちは、それ自体がきわめて「自傷的」です。

このことから、病院の救急外来や学校の保健室を訪れる若者への対応のヒントが見えてきます。救急外来の医師や看護師、あるいは学校保健室の養護教諭のなかには、そうした自傷の、一見するとケロッとした、深刻味のない態度に苛立ちを覚える人もいるでしょうが、ここは気持ちを切り替える必要があります。ケロッとしているのは、自傷によって自分のつらい気持ちを軽減した直後だからであり、自傷前の態度はそれとはまったく別であったと考えなければなりません。そして、たとえば「切っちゃった、テヘッ」といった態度を示す彼らの真意は、「たしかに自分を傷つけてしまったけれど、それでも自分を大切にしたい」という気持ちがあるのだ、と理解すべきなのです。

ですから、傷の手当てに訪れた彼らに対する第一声は、こんな言葉にすべきです。

「よく来たね」。

3 援助希求能力の芽を摘まないこと

傷の手当てに関する話題が出たついでに、救急医療機関における自傷への対応に関して、私自身が直接体験した出来事にふれておきたいと思います。

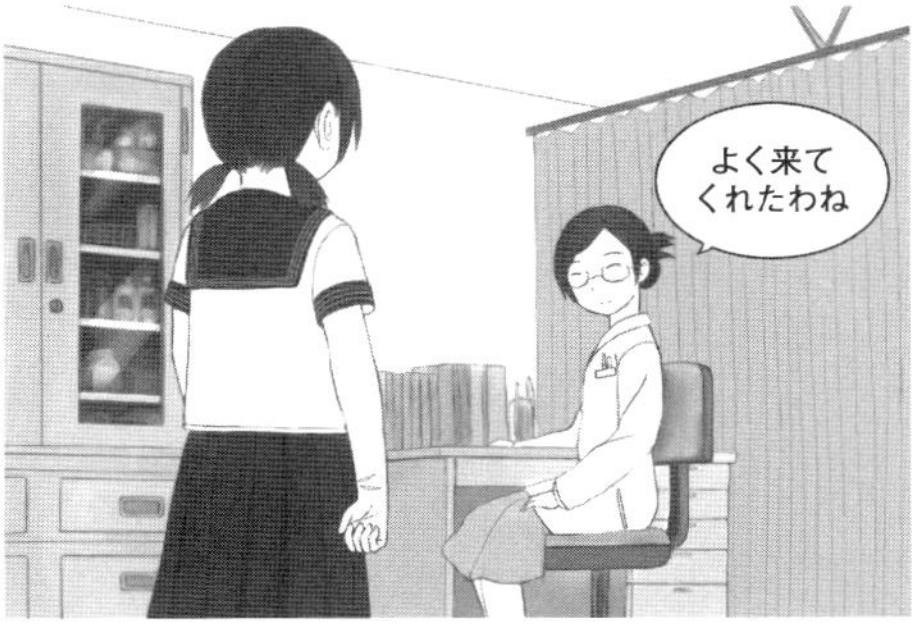

いまから20年前、私がまだ駆け出しの研修医として大学病院の救命救急センターに配属されていた頃、リストカットや過量服薬でくりかえし救急外来を訪れる子ども・若者と毎日のように遭遇していました。そのとき私の指導医であったある外科医は、そうした自傷患者たちによく説教や叱責をしていたものでした。「自分でやったんだから保険は使えないぞ。すべて自費診療だ」。傷の処置を終えた女子高校生が、会計窓口で予想外に高額な医療費——夜間の救急受診ですから自費で支払うとなると、高校生にはしんどい額でした——を請求されて、あわてていた姿をいまでも覚えています。

あるいは、「おまえはバカか。今度やったら傷を縫ってやらないからな！」と恫喝《どうかつ》したり、「こっちは死にそうな人を助けるのに手一杯なんだ。おまえら、自分で勝手にやっている奴の世話をしている暇はない！」と怒鳴りつけていたこともありました。

誤解しないでいただきたいのですが、けっしてその外科医は横暴な人物ではありません。救急外来のどの医師よりも患者に対する強い熱意をもっていました。つまり、説教や叱責《しっせき》は、自傷をくりかえす子どもになんとかして立ち直って欲しいという一心からの行動だったのです。しかし、無知の善意ほど恐ろしいものはありません。

いま振り返ってみると、自傷した子どもや若者の腕にはしばしば、縫合処置が必要な新しい傷のほかに、無数の古い傷跡がありました。おそらくその若者の周囲には、つらいときに助けを出せる大人がおらず、あるいは、信頼できる大人がいても、なんらかの理由で助けを求められず、そのつらい瞬間、瞬間を、自らに傷をつけて乗り越えてきたのでしょう。ところが、その日に限って予期せぬショッキングな出来事があり、なんとかそれを乗り越え、生き延びるために自傷をした結果、深刻な傷を負ってしまったのでしょう。それで、自分でも驚いて病院に受診したところが、医者から頭ごなしの叱責だったわけです。その若者はこう思ったことでしょう。

「これまでの人生と同じように、これから先もいろいろとつらいことが起こるだろうが、どんなにつらいことがあっても、絶対に医者や病院は頼らない」

すでに述べたように、自傷経験のある若者たちは将来における自殺リスクが非常に高い集団です。しかし、彼らの自殺リスクを高めている究極的な要因は、リストカット自体ではなく、つらいときに援助を求めることができないこと、あるいは、助けてくれる大人がいないことにあります。したがって、彼らの将来における自殺リスクを少しでも減らすために医療者がすべきことは、「たしかにあなたのまわりには信じられる人や助けてくれる人がいないかもしれないが、そんなときでも医者や病院が役に立つこともある」といったメッセージを伝えることなのです。

その意味で、その熱意あふれる外科医の行動はまったく正反対のもの、つまり、若者に残された、なけなしの援助希求能力の芽を完全に摘みとるという残酷なものでした。「善意をもってその若者の将来における自殺リスクを高めた」といってもよいでしょう。こういった見当違いのかかわりは、おそらくは医療機関だけでなく、学校や家庭、あるいは地域でも頻発している可能性があります。すべての援助者は注意しなければならないでしょう。

4 自傷に向き合う際の注意点

ここまでくわしく学校の保健室や救急医療現場における問題点や課題を論じてきたのは、これから述べる自傷する子どもとの出会い方——初回面接——の原則を、少しでも抵抗感なく理解してもらうためです。私は、自傷する子どもや若者とのかかわりで最も大切なのは、最初の出会いの場面だと思っており、本書の最重要部分といってもよいです。

以下の点に注意してください。

1　「自傷をやめなさい」はやめなさい！

まずお願いしたいのは、自傷する子どもに対して初回面接の段階からいきなり「やめなさい」というのは絶対に避けてほしい、ということです。もちろん、面接を重ね、治療関係が確立された段階になればその限りではないですが、当初のうちは治療継続に悪影響をおよぼします。自殺予防という究極的な目標に立てば、さしあたっては自傷が止むことよりも、治療が継続することを優先すべきでしょう。

そもそも、自傷は、誰からの助けも得られない過酷な状況を生き延びるための対処なのです。その対処手段をとりあげておいて、いきなり「やめなさい」と指示するのは、根性論を突き抜けて、理不尽にして暴力的な介入といわざるを得ないと思います。また、アディクション化した自傷というものは、もはや意志の力だけではコントロールできない状況にあることも忘れてはなりません。

一般に自傷する子ども・若者は、誰かから「頭ごなしに」いわれたり、「決めつけられたりする」のを好みません。憎悪しているといってもよいほどです。これには、彼ら・彼女らの多くが、さまざまな虐待やいじめなどを通じて、理不尽

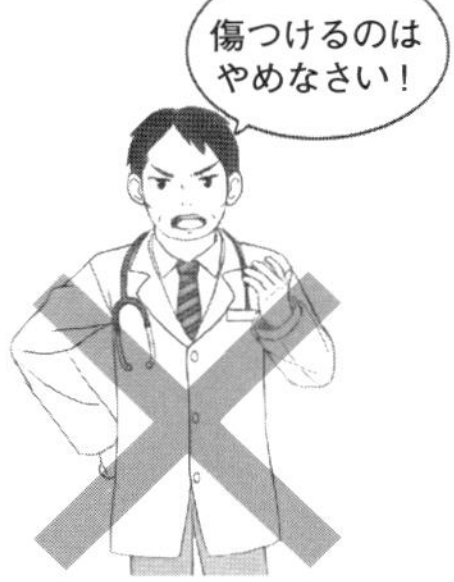

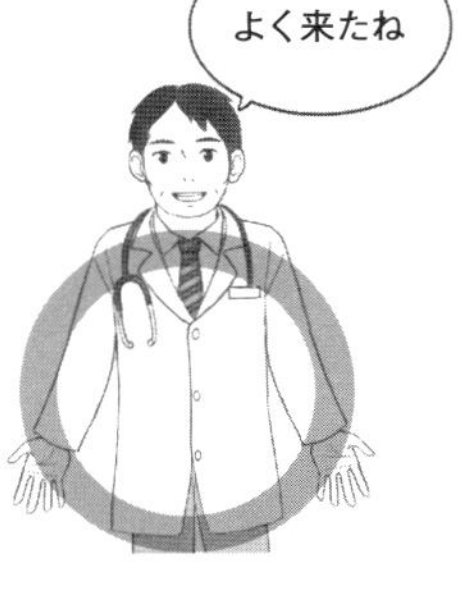

に管理・支配されたり、自分の存在を否定されたりした体験をもっている人が少なくないことと関係があるのだろうと思います。そのような体験を生き延びた人は、援助者の管理的・支配的な発言に過敏であり、権威的な人物を嫌悪する傾向があります。最初の面接で「嫌い」「怖い」「苦手」と思われたら、失地回復は相当に困難だと考えておいてください。

したがって、あくまでも対等な立場で、そして援助者が「あなたのことを知りたいと思っている」ことが伝わるような姿勢で、面接に臨むのがよいと思います。大事なことは、ただちに自傷を止めることではありません。次の面接でも会いたいと思わせる態度が大切です。

2　援助希求行動を支持する

治療の場に来たことを肯定的に評価していることを伝えるために、「よく来たね」と言葉をかけてほしいと思います。すでに述べたように、自傷の本質は、「誰にも相談せず、誰にも助けを求めずに、感情的苦痛を緩和すること」にあり、その点で、自傷をくりかえす者は援助希求能力が乏しい人であると認識する必要があります。だとすれば、そのような彼らが援助を求めたことは、それだけで賞賛に値する行動とは思いませんか？　こうした小さな援助希求行動をこまめに支持・肯定することを通じて、少しずつでも援助希求能力を伸ばすことが大切だと思います。

「切るのがやめられない」「また切ってしまった」といった発言に対しても、「そういうふうにいえることはとても大切」と返すことで、「いまは、切る／切らないよりも、信頼できる人に心を開ける方がずっと重要」といったことを伝える機会とすべきです。

3　自傷の肯定的な面を確認し、共感する

自傷に対して恐れを抱いたり、驚いたり、眉をひそめたりするのは論外として、「自分を傷つけてはいけない」などと自分の価値観を押しつける発言は控えるべきです。

そもそも、人目につかないところで、自殺以外の意図から死なない程度に自分の身体を傷つけるという行為が、なぜいけないのでしょうか？　自傷をくりかえす人のなかには、「自殺しないために切っている」とか、「人に暴力をふるってしまいそうになるのを抑えるために切っている」という人もいるのです。まさか自殺したり、人に暴力をふるったりすることよりも、死なない程度に自分の身体を傷つける方が悪いと考える者はいないはずです。

いずれにしても、自傷する若者とのあいだで、自傷の是非をめぐる「神学論争」ほど不毛なものはありません。とくに「親からもらった身体を大切にしなくては」などという説教は禁忌《きんき》といってよいでしょう。「その親が気に入らねえんだよ!」といわれれば、もはや反論の余地はなくなります。あるいは、「あなたが切ると私の心が痛い」などと、相手に理不尽な罪悪感を抱かせる発言も好ましくありません。それは相手の問題を、援助者の側の都合にすり替える発言になってしまいます。第一、もしも本当に「心が痛い」のだとすれば、そのように距離がとれない援助者のあり方自体が問題とされなければならないですし、あるいは、口先だけの方便であったならば、そのように援助者の「嘘」を起点とした援助がうまくいくとは、とうてい思えません。

さしあたって大切なのは、自傷の肯定的な側面に目を向けることです。どんな自傷にも肯定的な面は必ずあります。たとえば、つらい感情を誰の助けも借りずに緩和することがあげられます。もちろん、誰かに相談できれば一番よいわけですが、それが困難な場合、「生き延びるため」の自傷は最悪な選択とはいいきれません。ですから、「そうか、自傷するとつらい感情が治まるという効果があるんだね」と、ひとまずその肯定的な効果を承認してあげてください。そのうえで、「そうやってつらい毎日を生き延びてきたのか。本当に大変だったね」とねぎら

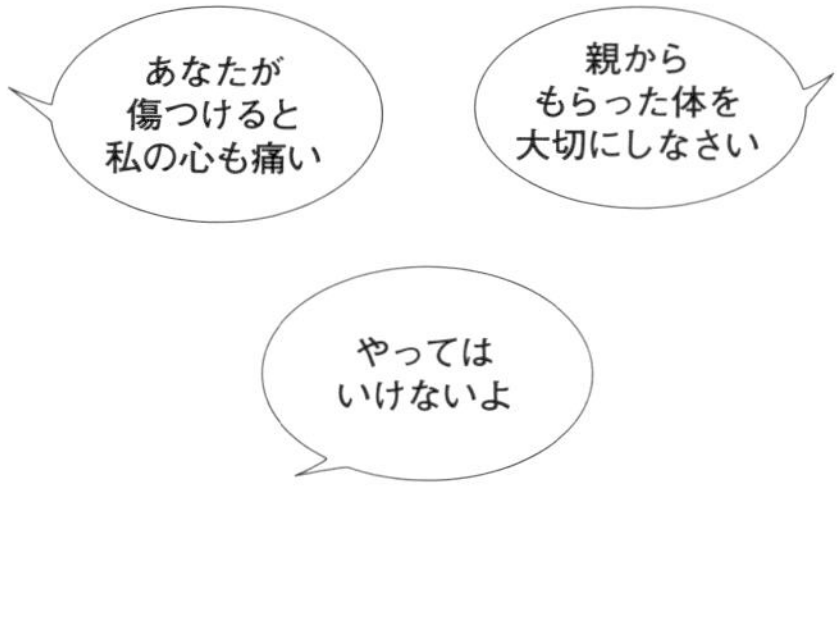
親から
もらった体を
大切にしなさい
あなたが
傷つけると
私の心も痛い
やっては
いけないよ

自傷をしている人に対して
控えたいセリフ

うことで、自傷ではなく、「困難を生き延びてきたこと」に肯定の力点があることを伝えればよいと思います。

とにかく彼らは、援助場面に登場する前に、さんざん周囲から説教や叱責を受けてきたはずです。そんな彼らに対してあえて自傷の肯定的な側面を支持することには、戦略的な意味もあります。自尊心や自己効力感の乏しい若者は、たった1つの問題行動を「いけない」「やめなさい」と否定されただけでも、すぐに「人格を否定された」「全面否定された」と早とちりしやすいのです。それよりは、「あなたという『存在』は正しい。ほんの少しだけ改善した方がよい点があるだけだ」というニュアンスでメッセージを伝えた方が、援助者の気持ちは伝わりやすいと思います。

4 エスカレートに対する懸念を伝える

自傷の肯定的な側面を支持した結果、子どもから「自傷は悪いことじゃないとお墨付きをもらったから、これからもそれを続けてよいのだ」と誤解されるのは、いささか心外ではあります。それを避けるための方策は、懸念を伝えることです。まずは相手の問題行動に「共感」し、そのうえで援助者としての「懸念」を伝えるという流れがよいでしょう。

自傷を続けることによる不利益は次のようなものがあります。それは、自傷が一時しのぎ的な対処であるがゆえに、根本的な問題は何も解決しないだけでなく、しだいにその自己治療的効果が低下してエスカレートしてしまう、という問題です。さらに、「身体の痛み」で「心の痛み」にふたをすることを続けるなかで、「つらい」「悲しい」「腹が立つ」などの感情を表す言葉が退化してしまいます。それとともに、「心の汚物バケツ」から名前のない感情があふれ出して、「消えてしまいたい」「死んでしまいたい」という思いにとらわれる可能性もあります。もちろん、周囲が本人の意図を曲解して、本来であれば、本人を支援してくれるはずがかえって逆効果となり、孤立が深刻化してしまう心配もあるでしょう。

こうしたことを伝える際には、「あなたはきっとそうなるはずだ」と決めつけるようないい方にならないように注意してください。次のような伝え方がよいでしょう。

「あなたは違うかもしれませんが、私の経験では（あるいは、「一般的には」とか「専門家によれば」という言い回しでもいいと思います）、自傷という『身体の痛み』を用いた方法で『心の痛み』にむりやりふたをしていると、だんだんと自傷の効き目が弱くなってしまって、どうしても自傷がエスカレートしてしまう傾向があります。そのうちにいくら切っても『心の痛み』が治まらなくなってくると、『消えたい』とか『いなくなりたい』って感じるようになったり、なかには、もっとはっきりと、『死んでしまいたい』と考えるようにもなってしまうことが多い気がします。『あなたがそうなったら……』と思うと、とても心配です」

こうした懸念のメッセージは、ただちに治療に役立つわけではありませんが、後々、本人の主体的な治療意欲を引き出すための仕掛けとなります。

5 "Respond medically, not emotionally"

自傷の傷に対して、驚いたり、怖がったり、怒ったり、叱責したり、拒絶的な態度をとったり、過度に同情したり、悲しげな顔をしたり、あるいは、わざとらしく見て見ぬふりをしたり……。このような反応はすべてやめてください。こうした援助者の反応はすべて自傷を強化して、二次的なアピール的な意図へと変容させてしまいます。

最も害の少ない反応は、冷静な外科医のような態度です。穏やかかつ冷静な態度で傷の観察をし、必要な手当てを粛々と、そしてていねいにこなすことです。そしてその後で、「この人がこのように自らを傷つける背景にはどのような困難な問題があるのか」と、冷静に推測をめぐらせることが必要です。自傷に対するこうした態度の重要性を要約した言葉として、次のような格言があります。

"Respond medically, not emotionally"（感情的に反応するな、医学的に反応せよ）

もちろん、自傷の傷口のあまりのグロテスクさに目を覆いたくなるときがあるかもしれませんが、そんなときもきちんと傷を正視し、必要な処置をしてください。そのような傷に恐れをなして顔を背ければ、彼らはもはや何も話せなくなるかもしれません。というのも、自傷する若者たちにしてみれば、「私の心の傷はこんなものではない」というのが本音だからです。こちらが思っている以上に、彼らは援助者のことを思いやっているものです。「心の傷のことを話せば、この人はあまりのストレスで私生活まで混乱してしまうかもしれない」と考えて、話すのをやめてしまうでしょう。

5　親に内緒にしてほしい!?

1　信頼関係か、リスクヘッジか

養護教諭対象の研修会などで必ず出る質問があります。それは、「自傷する生徒から『親には内緒にしてほしい』といわれた場合、どうしたらよいのか?」というものです。

たしかにこれは難しい問題です。自傷する生徒との援助関係を継続するには、「内緒にしてほしい」という本人からの要望に応える必要があります。

しかし、たとえば、学校の保健室やカウンセリング室という教育機関において、それも未成年の自傷者を援助している経過中に自殺企図などの行動が見られた場合を想像してみてください。おそらくそのことを保護者に伝えなかったことの是非は、当然問われるのではないかと思います。どんなに問題のある親でも、子どもの自傷について知る権利はあります。訴訟になれば、教員側に勝ち目はないでしょう。万一の場合のリスクを考えれば、やはり「内緒」にしておくべきではありません。

それから、もう1つ大事なことがあります。「親に内緒にしてください」という子どもに限って親に問題があります。いや、「親に問題がある」といういい方は正しくないかもしれません。親もふくめた家族全体にかかわり、支援する必要があります。じつは子どもたちの本音も、「親に内緒にしてほしいけど……。でも、伝えてほしい気もする」という、矛盾したものだったりすることが少なくありません。

2　子どもが恐れているのは親の反応である

大切なのは、自傷する子どもが何を恐れて「親に内緒」にしてほしいと考えているのかを知ることだと思います。そのように要求する子どもの多くが、親との関係がうまくいっていないと感じています。あるいは、伝えたいことが親に伝えられていない、思いを伝えようとしてもそれが歪曲されて受け取られ、かえって事態が悪化してしまうといった危惧を抱いています。

じつは、自傷する子どもが恐れているのは、単に「自傷をしている」という秘密を親に知られることそのものではありません。子どもが恐れているのは、「自分の子どもが自傷をしている」という事実を知った親がとる反応なのです。そうした親の反応には、過剰な反応と過小な反応という2つのタイプがあります。

1）過剰な反応

この反応にはさらに2つのタイプがあります。

第1の過剰な反応は、頭ごなしの叱責・禁止です。「リストカット？　何、バカなことをやっているんだ!?」と一喝され、なかには、自傷をしたという理由から体罰を加える親もいます。親としては「愛の鞭」のつもりなのかもしれませんが、苛酷な状況を生き延びようとして密かに自傷をくりかえしていた子どもとすれば、こうした対応はますます彼らが抱いている、「自分は余計な子」「いらない子」という自己イメージを強化し、絶望感を深めることでしょう。

ある自傷患者の親は、「子どもに自傷される親のつらさを思い知らせるために」と、子どもの目の前で親自身がリストカットして見せたことがありました。別の親は、「そんなに切りたければ、私の前で切ってみなさい」などと破れかぶれの挑発をしました。いずれもまったく見当違いの対応です。こうした行動によって、子どもはかえって自分の気持ちを話せなくなってしまいます。その意味で、これらの報復的ないしは挑発的対応も、頭ごなし叱責や禁止と同じく有害なものといえます。

第2の過剰な反応は、親の過度の自責と混乱です。たとえば、「子どもが自傷をするにいたったのは、自分が親としてダメだからだ」と強く自責して涙に暮れたり、「自殺未遂をした」と勘違いして激しく動転したりする反応です。子どもなりに親自身もいろいろな苦労を抱えていることを知っているからこそ、あえて親には相談せずに苦痛を自分一人で解決しようとしていたわけです。なかには、「自分が悪い子だから親はいつもつらい思いをしている」と思い込んでいる子もいます。したがって、自傷の事実を知った親があまりに自責したり、「自殺してしまう」と大あわてしたりする姿を見た子どもは、ますます激しく自分を責め苛み、おそらくは余計に自傷したくなってしまうでしょう。

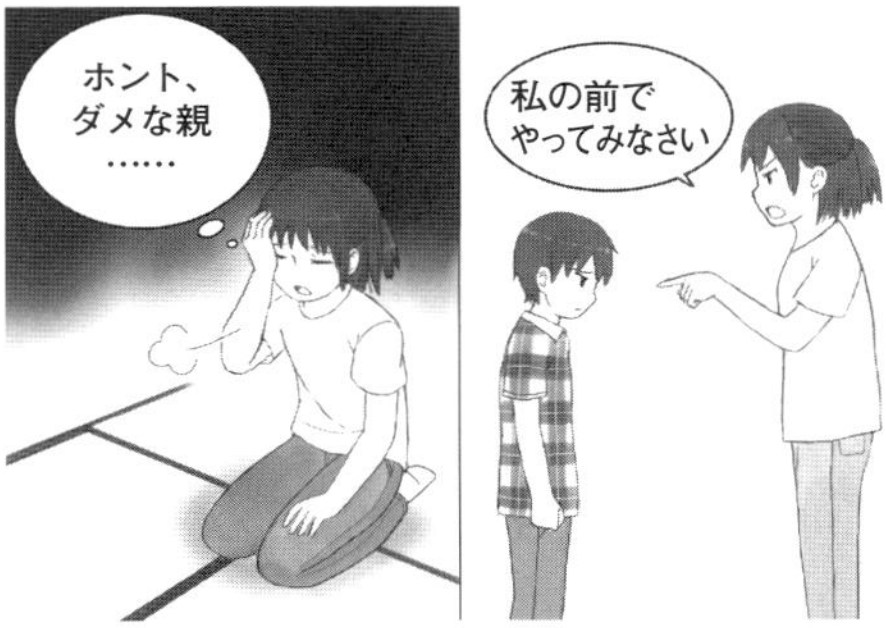

自傷に対する過剰な反応の例

2）過小な反応

私自身の臨床経験のなかでは、過剰な反応以上に多いのは過小な反応です。子どもが自傷をしていると知っても、淡々とした冷静な態度を崩さない親がいます。

「リストカット？　ああ、知っていました。『誰かの真似』をしているのでしょう。きっと『関心を惹《ひ》こうとして』やっているんだと思います。だから、いちいち指摘するとかえって癖になると思って、放っておきました。自分の口があるんだから、いいたいことがあれば、そのうち自分で話すだろうと思って、様子を見ていたんです」

自傷する子どもの親のなかには、ときどきこんな発言をする親がいます。自分が混乱してしまうのを無理に抑えようとして、冷静さを装っているのかもしれませんが、そうであったとしても、この反応は問題です。これならば過剰な反応の方がよいくらいです。

自傷する子どもにいってはならない禁句、いわば「ＮＧワード」を覚えておいてください。それは、「誰かの真似」と「関心を惹きたくてやっている」の２つです。自傷する若者が自傷のことをひたすら人に隠す理由として最も多いのは、「誰かの真似」とか「関心を惹こうとしている」などと誤解されることを怖れているからです。したがって、親との同席面接で、もしも親からこの言葉が出てしまったら、子どもは深く傷つき、「だから、親に知られたくなかった」と援助者に抗議することでしょう。その意味でも、援助者は、親がこの２つの言葉を口にしないような配慮が必要になってきます。

３　それでは親にどう伝えるか

以上に述べた２つのタイプの親の反応をふまえ、それではどのようにして親に伝えたらよいのかについて述べたいと思います。理想的には、まずは、子どもに対して、援助者が自傷について親にどのように説明しようと思っているのかを伝えたうえで、親との同席面接に関して子どもから同意を得るのがよいと思います。その際、次のような言葉を子どもに提示するのがよいでしょう。

「自傷とは、自殺企図とは違う。同時に、それはけっして『誰かの真似』ではないし、『誰かの関心を惹きたくて』おこなうものでもない。あなたなりにいまのつらい状況と戦うなかで出てきてしまった行動である。だから、このままなんの支援もしなければ、先々さらに追い詰められ、自殺が危惧される事態に陥ってしまう心配もある。そうならないためには、継続的なカウンセリングとご家族の理解と協力が必要である」

この説明の要点は、自傷を、

❶自殺とは異なるとしつつも、
❷けっしてアピール的な行動ではなく、
❸なんらかの苦痛が存在するサインであり、
❹この苦痛を放置すれば、将来的には自殺につながると考えている。

この４つの点にあります。これらの内容は、学術的にもまったく正しいものです。しかも、「誰かの真似ではない」「関心を惹くための行動ではない」という具体的な表現も加えることで、親がこうした発言することを先んじて制するようにしています。また、親のなかには、子どもの自傷と向き合うことに消極的な人もいるので、これに対しても理解と協力の要請を盛り込んであります。

私自身の経験では、こうした説明に自傷した子どもが不満をもらし、親に対する説明を拒否されたことはありません。できるかぎり、子どもからの同意を得る必要がありますが、たとえ子どもから拒否されたとしても、親には自傷のことを伝える必要があります。もしも親が面接に訪れてくれなければ、電話などの方法で伝える必要もあるでしょう。その際には、提示したような内容で説明するとよいでしょう。

ここで注意してほしいのは、必ず子どもとの同席面接で親に伝えることであり、もしも親が面接に来ることができず、やむを得ず電話で伝える場合には、ぜひ子どもがいる前で電話してほしいということです。というのも、親のなかには、こちらの説明を曲解し、あるいは親自身にとって都合のよい部分だけをとりあげて、「あの先生、あなたのことをこういっていたわよ」などと子どもにフィードバックする人もいます。親がフィードバックする内容によっては、援助者が細心の注意を払って築き上げた、子どもとの信頼関係を一瞬にして破壊されてしまう場合もあります。そうしたことを防ぐ意味でも、子どもが証人として同席することで、援助者が親に何を伝えたのかを見届けてもらう必要があるのです。

なお、以上のような配慮をしても、当の本人としては、「親に内緒にしてほしかったのに」という不満が残ることも、まったく皆無とはいえないかもしれません。しかし、先に提示した内容であれば、援助関係が致命的に破綻することはないと思います。たとえ一時的に面接が遠のいても、また何かつらさが高まる状況に遭遇すれば、ふたたび来談してくれる可能性が高いでしょうし、仮に、ふたたび来談することはなくとも、別の場所で援助を求めてくれる可能性が高いと思います。「親に内緒にしてほしい」という言葉の裏には、「親が信じられない」という思いがあると推測されますが、援助者とのやりとりを通じて、「すべての大人が自分の親と同じではない」ことを理解してくれるだけでも、その子どもの援助希求能力を伸ばすことに貢献できると思います。

6 援助者の援助希求能力も大切である

こんな話があります。ある熱心な養護教諭は、日中はもとより、夜間まで、自傷をくりかえす生徒の対応に追われて疲弊していました。夜間も対応に追われることになった理由は、その生徒に自分の携帯電話のメールアドレスを教えたからです。そのため、夜通し「切りたい」とか「死にたい」といったメールがひっきりなしに届く状況となってしまったのです。その生徒は精神科に通院していましたが、「病院に行ってもあまり話を聞いてもらえない」という不満をもっており、仕方なくその先生がある程度の対応をすることにしたわけです。しかし、結局、夜中その生徒の対応をすることになり、翌朝は寝不足のままで学校に行くことになります。しかし、当の生徒はといえば、そんな夜の翌日は学校を休むわけです。気づいたときには、疲労困憊《こんぱい》の状態でした。

そんなときに、学校医からこんな助言がありました。「あの生徒は境界性パーソナリティ障害*だから、養護教諭にはとても手に負えない。先生は完全に巻き込まれているから、距離をとりなさい。もうあまりかかわってはダメだ」。この助

＊**境界性パーソナリティ障害**：青年期から成人期初期より顕在化する、感情調節不全と自己破壊的な衝動的行動を主な症状とする障害のこと。

言以後、養護教諭は、その生徒が保健室を訪れても努めてそっけなく対応し、携帯メールへの返信も控えるようになりました。しかし、その後まもなく、生徒は飛び降り自殺を企図してしまった……。

この手の話はときおり耳にします。もちろん、生徒に自分の携帯電話の番号やメールアドレスを教えるのが適切なこととはいえません。最初のうちに親身になって対応することができても、途中でそれを続けるのが困難になった場合、結局、相手を失望させ、かえって傷つけることになりかねないからです。しかし、いつ、いかなる場合も、絶対に教えてはダメともいえません。夜中に電話やメールで訴えるのは大切な援助希求行動であり、そうしないと自殺を防止できない子どももたしかに存在します。

そのような場合、援助のあり方について気軽に話し合える仲間がいれば、なんらかの助言を得て、一人で抱え込んで夜間も対応し続けるという方法をとらなくてもよかったはずです。どうしても、夜間に電話やメールで対応せざるを得ない場合も、仲間と分担することができたかもしれません。

それにしても、スーパーヴィジョン*の際に、単に「巻き込まれているから、距離をとれ」とだけ助言する専門家がいますが、これほど無責任な助言もないでしょう。何かを伝えているようでじつは何もいっていないに等しい、じつに不親切

＊**スーパーヴィジョン**：精神科医や臨床心理士、保健師、ソーシャルワーカーなど、メンタルヘルスの支援にあたる者が、先輩や指導者から個別に、または事例検討会などの集団の場で、自分が援助している事例に関する助言・示唆を受けること。

な助言です。追い詰められ、疲弊した援助者は、例にあげた養護教諭のように、「距離をとれ」という言葉を、文字通り「相手と物理的に距離をとる」という意味に解し、子どもにそっけなくしたり、冷淡に接したりすることとなります。子どもは唯一残された居場所、自分をこの世とつなぎとめる命綱を失って、最悪な事態を招いてしまう可能性があります。

この「距離をとれ」という助言の真の内容は、「相手の援助に没入するあまり、自分や相手の置かれた状況を客観的かつ戦略的にとらえる視点を失っているから、それができるように援助体制を整えるべきだ」ということです。いいかえれば、物理的に距離をとることではなく、「複数であたること」「チームをつくること」が必要という意味なのです。そうすれば、対応に関していろいろな知恵が出てくる可能性がありますし、困難の状況も分担できます。そして、万一、自殺既遂のような不幸な事態――もちろん、これはあってはならないことですが、自殺予防に関して万能な援助者など存在しません――があったときにも、その精神的打撃を分かち合う仲間となります。

私自身の経験を振り返っても、自殺リスクの高い患者や来談者を熱心に支援する人はともすれば職場で孤立しやすい傾向があります。また、そのような支援に入れ込む過程で、援助者自身も、患者や来談者と同じように、援助希求能力が低くなっていきます。孤立した援助者に支援されるクライエントはとても不幸です。それは、「いつ綱がちぎれてもおかしくない吊り橋」を渡らされるようなものだからです。

最後にもう一度くりかえしておきます。自傷する子どもを支援する援助者には「チームメイト」——理解ある同僚や仲間、情報を共有し支えてくれる上司、スーパーバイザーなど——が必要なのです。

第5章

対応の実際

1　自傷に関する情報を大ざっぱに収集する

自傷する子どもの支援にあたって最初にすべきことは「評価」です。

しばしば見かける好ましくない援助者は、子どもや若者の自傷がどのような特徴をもっているのかをていねいに評価しないうちに、「自傷をやめさせよう」と躍起《やっき》になるタイプです。評価をすっ飛ばして援助を始める人は、たいてい、自傷に対して感情的に反応しています。まずはその自傷がどういったものなのかを評価することが大切です。

まずは大ざっぱな評価から始めましょう。ここで把握する必要があるのは２つです。１つは、自傷する者が抱えている感情的苦痛の深刻さであり、もう１つは、近い将来における自殺リスクです。それには、以下の５つのポイントに注目して評価するとよいでしょう。

1　援助希求の乏しさ

「傷を隠す」「自傷のことを人に話さない」「傷の処置をしない」といった態度

がそのことを示すサインです。援助者に傷を隠したり、見せてくれないのは、「あなたのことは信じていない」というメッセージです。といっても、それは何も援助者だけの責任ではありません。おそらくその子どもはこれまで多数の大人に裏切られてきたという感覚を抱いていて、他者一般に対してそのような不信感をもっているのでしょう。したがって、さしあたっての援助の目標は、その子どもが傷を見せてくれるような関係性をつくることとなるでしょう。

それから、自傷した傷のケアをしないことは、その子どもが抱く自己嫌悪感の強さと関連していることがあります。

2 コントロールの悪さ

自傷とは、感情的苦痛をコントロールするために、非致死性の予測のもとに、周囲に隠れておこなわれるものです。しかし、くりかえすなかで、自傷がもつ「鎮痛」効果が低下してきたり、あるいは、本人をとりまく現実が深刻さを増していき、感情的苦痛そのものが強まったりしてくると、若者は自傷に対するコントロールを失います。

その結果、本人の意図を上回る深い傷をつけてしまったり、傷の見た目が乱雑で、正視に耐えないものへと変化したりします。ふだんは衣服で隠れる身体部位を自傷しているのに、コントロールを失ってくると、服で隠れない場所を傷つけてしまったり、顔や首といった脆弱《ぜいじゃく》な部位を傷つけてしまったりします（習慣性自傷の典型例では、服で隠れないところを自傷している者の方が重症です。そのような人の場合、服で隠れるところにはすでにたくさんの自傷創があるのが通常です）。

また、学校の教室や人前で自傷してしまうなど、いわゆる「ＴＰＯ」をわきまえない自傷も、本人が強烈な感情的苦痛に圧倒されて、自傷に対するコントロールを失っている事態だと理解する必要があります。

3　自傷のエスカレート

自傷がくりかえされるなかで「耐性」を獲得し、１回１回の自傷がもたらしてくれる「鎮痛」効果が低下してくると、自傷はエスカレートします。そのエスカレートは当初、頻度の上昇として観察されますが、さらに進行すると、自傷する身体部位や自傷する手段・方法が複数化するという現象として現れてきます。

自傷部位の複数化とは、当初は左の前腕だけを切っていたのが、やがて両腕になり、さらには大腿部《だいたいぶ》や上腕、腹部……など増えていく現象を指します。また、自傷手段・方法の複数化とは、「切る」だけでなく、「突き刺す」「つねる」「壁を

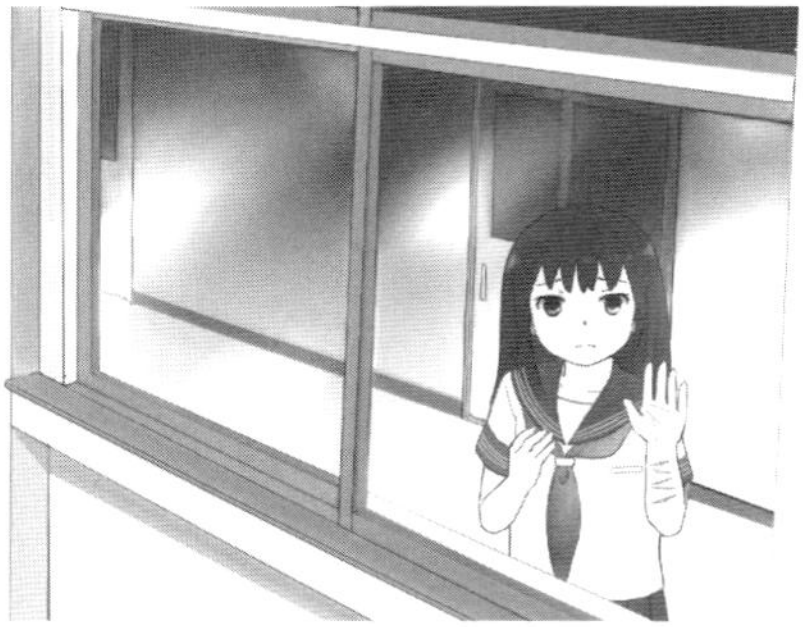

自制できなくなってくると、服で隠れない部分に傷が見える

殴る、頭を壁にたたきつける」「火のついた煙草を押しつける」……などと手段・方法が複数化していく現象です。これらの「複数化」が進行してくると、「切ってもつらいし、切らなきゃなおつらい」という状態が迫っていると考えられます。

4　痛みや記憶の欠落

自傷する際に「痛み」を感じるかどうか、自傷しているときの「記憶」があるのかどうかを評価する必要があります。これは、自傷と解離症状との関連を評価するためです。第2章で述べたように、すべての自傷が解離と関係しているわけではありませんが、痛覚の欠落もふくめた解離を伴う自傷の方が、習慣性といった点でより典型的であり、背景にあるさまざまな精神医学的問題も深刻です。自殺リスクも高いと考えてよいでしょう（松本と山口、２００５[1]：Matsumoto et al, 2008[2]）。

解離性障害には、比較的軽症なものから重症なものまでさまざまな水準があります。軽症のものとしては、「離人症性障害」があります。この状態では、意識の不連続性や記憶の欠落はありませんが、全体的な知覚が鈍くなり、目の前の風景が現実感を失って感じられたり、人の姿が遠く見えたり、人の声が遠く聞こえたりする感覚になります。それに伴って疼痛知覚も低下し、自傷時に「痛みを感じない」という状態を呈します。

比較的重症の場合は、自傷している際の記憶がすっぽりと抜け、気づいたら自分を切っていたという状態を呈したりします。記憶が欠落している時間帯を、本人とは別の意識システムが「別人格」として行動している場合もあります。つまり、「解離性同一性障害（多重人格性障害）」です。このような状態では、「切れ」とか「死ね」などといった幻聴に影響されて自傷してしまったり、自分で自傷しているのに、「自分がやっている」という能動感が失われていたりする場合もあります。そのような場合、「交代人格の声」が幻聴として体験されており、また、「交代人格が主人格を殺害しようとした」結果が自傷として現れている可能性があります。

5　自傷以外の「故意に自らの健康を害する」行動

これは、狭義の自傷ではありませんが、拒食、過食・自己誘発嘔吐《おうと》・緩下剤《かんげざい》乱用、アルコールや市販薬・違法薬物の乱用、精神科治療薬の乱用や過量服薬、避妊しないセックスや、援助交際のような不特定多数とのセックスといった、危険な性行動など、広義の自傷的行動を指します。ジョイナーらのいう「身につけられた自殺潜在能力」を高める行動全般といってもよいでしょう。ミラーら（Miller et al, 2005）[3]の研究では、こうした自己破壊的ないしは健康阻害的行動の数が多くなればなるほど、子どもの近い将来における自殺リスクは高まります。

なかでも、摂食障害の症状（拒食、過食・自己誘発嘔吐・緩下剤乱用）の存在と、市販薬乱用の存在は、3年以内における深刻な過量服薬による自殺行動を予測する危険因子です（松本ら、２００８）[4]。ハリスとバラクロウ（Harris & Barraclough, 1997）[5]の研究によれば、あらゆる精神障害の予後のなかで罹患する患者の自殺死亡率が最も高い疾患は、摂食障害なのです。摂食障害をなめることはできません。また、市販薬の乱用では、鎮痛薬の乱用が目立ち、とくに慢性的な頭痛に対処するなかで乱用・依存を呈している症例が少なくありません。じつは、慢性的かつ頑固な頭痛は、解離性障害に罹患する人に広く見られる症候であり、自殺行動に対して解離症状が促進的に働いた可能性も考えられます。

2 精神科に紹介する際の判断基準

残念ながら、上述した5つの観点からの評価には、「何点以上だったら精神科に紹介」といった基準点は存在しません。あくまでも、「この点は見落とさないようにしてほしい」という項目を列挙したものと理解していただければと思います。

判断の目安としては、「援助希求の乏しさ」「コントロールの悪さ」「自傷のエスカレート」という3つの項目のうち、2項目以上に該当する場合には、それなりに進行している自傷が疑われます。おそらくほぼ確実に「消えたい」「いなくなりたい」という感覚にとらわれていると思います。本人や家族を説得し、同意が得られれば、精神科を検討するべきです。

一方、項目4の「痛みや記憶の欠落」と項目5の「自傷以外の『故意に自分の健康を害する』行動」のいずれかが該当する場合には、ほかの項目が何も該当しなくとも、精神科受診を勧めた方がよいと思います。この場合には、自傷以外にも治療対象となる精神医学的障害が存在すると考えられるので、比較的精神科治療になじみやすいでしょう。しかし何よりも、重篤な解離は突発的な自殺行動の可能性がありますし、自傷に併発する摂食障害やアルコールや薬物の乱用の存在は自殺リスクを著しく高めます。万一の際のリスクヘッジとして、早い段階で主治医を決めておく必要があろうかと思います。

上記の5つの項目にはふくめていませんが、そもそも「自殺の意図」からリストカットしている場合（これは、自傷ではなく、自殺企図というべきです）、それから性的虐待や性犯罪被害の経験をもつ女性の場合、近い将来における自殺リスクがきわめて高いと判断されます。したがって、評価項目には関係なく、精神科受診を検討すべきです。

逆にいえば、上述した状況以外の場合には、精神科受診は必ずしも絶対的なものではないと理解することもできます。もちろん、考えようによっては、1項目でも該当すれば、精神科受診をさせた方がよいという意見もあるでしょうが、あまり早い段階で無理に受診を勧めても、児童青年期精神医学に詳しくない医師によって、成人患者と同じように短時間の診察でろくに話も聞いてもらえないまま（自傷患者は、治療開始まもない時期には、短時間の診察だとほとんど何も話せない傾向があります）、治療薬だけ処方されるというパターンを体験してしまうことのデメリットが気になります。

ここで、自傷する子どもに、「精神科に行っても意味がない」と思われてしまうと、後に本当に必要になった場合には、本人が受診を拒むというケースがあり得ます。また、早い段階から安易に薬物療法に導入されることが、後に精神科治療薬乱用や過量服薬のきっかけとなってしまう不安もあります。なにしろ、自傷する子どもたちは「ヒト」よりも「モノ」を信じる傾向があります。自傷では治らない感情的苦痛に対処するために、今度は、治療薬という「モノ」を乱用するようになると、あっという間に過量服薬をくりかえすパターンへと突入してしまう危険があるのはたしかです。

一方、身近に気軽に相談できる児童青年期精神医学に詳しい医師、それも、権威的な態度をとらずにていねいに診察してくれる精神科医がいるという、幸運な援助者の場合には、上述の評価項目に関係なく、ひとまず1回だけ診察してもらうのもよいでしょう。これにより、自分の見立ての方向性を確認し、援助者自身がよい勉強の機会になります。しかも、援助の経過で危機的な状況になったときに、自傷する子どもに対して、「前に一度会ったことのある、あの先生のところに行ってみようよ」と提案すれば、むしろすんなりと医療につなげられると思います。

3　精神科に紹介したらそれで終わりではない

精神科への紹介のことについてふれましたので、ついでに伝えておきたいことがあります。

自傷する子どもの支援は、精神科に紹介したらそれで終わり、というものではありません。あなたが学校の養護教諭やスクールカウンセラー、あるいは保健所の保健師であれば、自身の臨床経験を通じて理解していると思いますが、精神科紹介後も、これまで通りその若者との相談関係を継続していることが少なくないはずです。それどころか、精神科に紹介したからといって、実際には援助者の負担はさほど軽くなっていないのではないでしょうか？　その理由は必ずしも「精神科医が役に立たないから」というだけではないように思います。

自傷する子どもの支援は、複数の機関に所属する、複数の援助者が支えていくことが理想です。こうした「支え手」が増えても「支え手」一人ひとりの負担はあまり減りませんが、その多岐にわたる支援によって、その子どもの自殺リスクは確実に低減されます。

また、自傷する若者の場合、往々にして精神科医との相性が難しく、せっかく紹介して医療につなげたのに、「あの医者、嫌い。むかつく」などという理由から、すぐに通院中断となってしまうことが少なくありません。そのときに、次の医療機関にふたたび受診できるまでのあいだをつなぎ、援助希求行動を維持する役割を担う人が必要なのです。つまり、援助希求性が乏しく、ともすれば援助からドロップアウトしてしまいやすい人だけに、複数の「支え手」によって「援助の空白期間」を埋めていくことが大切です。その意味でも、「精神科に紹介したら関係は終わり」にしないでほしいと思います。

4 自傷に関する情報を詳しく収集する

1 行動記録表によるモニタリングとトリガー分析

自傷をくりかえす子どもの治療は、トリガー（引き金）を同定するところから始まります。

ただ、このトリガーの同定はそう簡単にはいかないことが少なくありません。というのも、当初は、自傷に先行してなんらかの感情的苦痛を自覚していた者も、自傷が習慣化・アディクション化していくにしたがって、先行する出来事や、そうした出来事によって触発された感情的苦痛を自覚しにくくなってしまうからです。実際、自傷する子ども・若者の多くが、「何か強い感情に襲われて、急に『切らなきゃ、切らなきゃ』って考えで頭がいっぱいになって……」などと、あやふやな説明しかできません。その意味では、自傷する子ども・若者が切っているのは、単に自分の皮膚だけではないのでしょう。皮膚とともに、嫌な出来事の記憶やその出来事にまつわる不快な感情の記憶も、一緒に「切り離して（cut away）なかったことにしている」と理解すべきなのでしょう。

そのような事情から、トリガーの同定には、きちんとした「自傷のモニタリング」が必要となります。その際、私はよく表５－１に示した「行動記録表」を用います。この行動記録表は、１週間の毎日の行動の中で該当するものを３つの項目別に記入するようになっており、それぞれの１日の状況を把握できるようになっています。一番左の欄には、その日各時刻に何をしていたかを簡単に記録し、真ん中の欄には、その際に誰と一緒にいたのかを記録します。それから、一番右の欄（「自分を大事にしない行動」）には、自傷におよんだときはもとより、自傷したい気持ちに襲われたときについてもチェックをするようになっています。なお、記録にあたっては、１週間分をまとめて記入するのではなく、少なくとも１日ごと、できれば数時間ごとに記入するよう、クライエントに強く推奨しています。

何週間かこの記録をつけていると、患者が何をした後に、あるいは誰と会った後に自傷したいという衝動に駆られ、そして実際に自傷におよんでしまうのかが明らかになってきます。そこから、どのような場面や状況を避けた方がよいのかかが見えてくるでしょう。同時に、どんな状況ならば自傷したいとは思わず、また、実際にしないですむのかも見えてきます。そうした情報は自傷衝動を抑える方法を見つける際のヒントとなるはずです。さらには「記憶が飛んでいる時間」があ

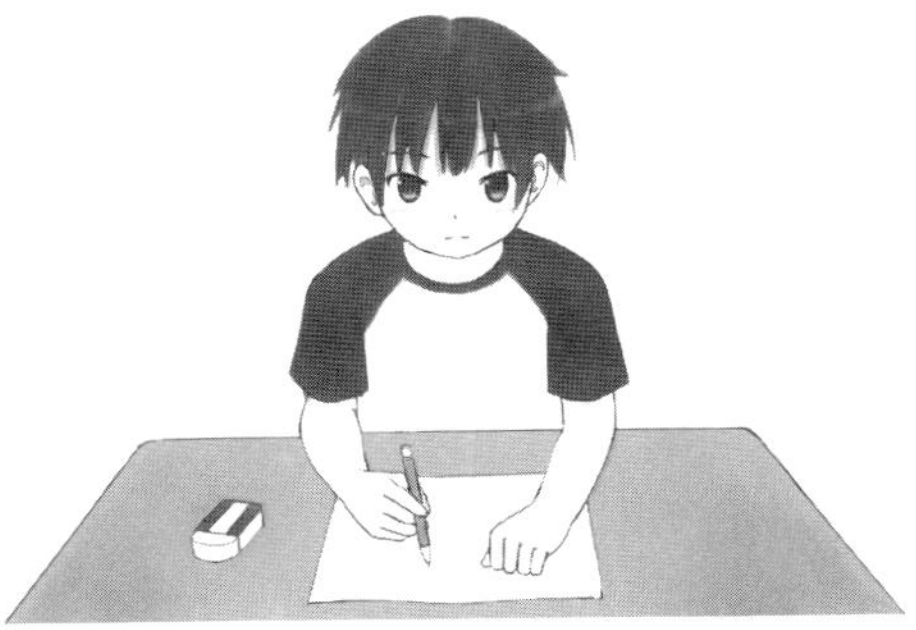

自傷に関することを記録に残して、客観的に行動を観察することも大切

名前（Ａ山　Ｂ子　　　　　　）

20日（水）			21日（木）			22日（金）			23日（土）		
何をしていた？	誰と？	自分を大事にしない行動	何をしていた？	誰と？	自分を大事にしない行動	何をしていた？	誰と？	自分を大事にしない行動	何をしていた？	誰と？	自分を大事にしない行動
起床			起床			起床					
食事	家族		食事	家族		食事	家族				
登校			登校			登校					
学校			学校			学校					
									起床		
									食事	家族	
									ネット	ひとり	
									デート	彼氏	
デート	彼氏		**面接**	**主治医**		部活	部員				
			食事	母親・妹		下校	友人		食事	家族	●
			団らん	家族		食事	父親		電話	彼氏	△
帰宅		△	ネット	ひとり		電話	彼氏	△	音楽	ひとり	
口論	母親	×	チャット	友人	△	勉強	ひとり	△			
電話	友人	△	入浴	ひとり		入浴	ひとり	◎	入浴	ひとり	
勉強	ひとり	△	就寝		○	ネット	ひとり		チャット	彼氏	△
チャット	彼氏	△							くつろぐ	ひとり	△
勉強	ひとり	△							(記録なし)		✓
入浴	ひとり	✓				就寝			就寝		✓
就寝											

す、治りかけの傷を開くなど）　△自傷したくなった　□飲酒　●嘔吐　×人や物に暴力をふるう
回避した　○呼吸法の練習

表 5-1 **行動記録表** （9月17日 ～ 9月23日）

時間	17日（日）			18日（月）			19日（火）		
	何をしていた？	誰と？	自分を大事にしない行動	何をしていた？	誰と？	自分を大事にしない行動	何をしていた？	誰と？	自分を大事にしない行動
5				起床					
6				勉強	ひとり		起床		
7				食事	家族		食事	家族	
8				登校			登校		
9				学校			学校		
10	起床			↓			↓		
11	食事	家族		↓			↓		
12	テレビ			↓			↓		
13	↓			↓			↓		
14	↓			↓			↓		
15	読書	ひとり		↓			↓		
16	↓			下校	友人		↓		
17	↓			カラオケ	友人		部活	部員	
18	買い物	友人							
19	食事	母親・妹		食事	家族		下校	友人	
20							食事	父親	
21	電話	彼氏	△	勉強	ひとり		団らん	家族	
22	入浴	ひとり	△	↓			勉強	ひとり	△
23	くつろぐ	ひとり	□	↓			入浴	ひとり	◎
24			✓	チャット	彼氏	△	就寝		○
1	就寝			（記録なし）		◎			
2						✓			
3				就寝					
4									

自分を大事にしない行動：✓自傷（切る、殴る、火傷させる、引っかく、突き刺
◎置換スキルを使って自分を大事にしない行動を

ることが判明し、自傷の背景に存在する解離症状を発見することもできます。

2 「自傷した」という報告への対応

行動記録表によるモニタリングをはじめると、当然ながら援助者は、毎回の面接のたびに、自傷衝動の自覚や自傷の実行という、クライエントからの「悪い知らせ」と向き合うこととなります。ここで注意しなければならないのは、自傷したことを非難・叱責すべきではなく、といって、適当に受け流すべきでもない、ということです。

まずは、自傷したくなってしまったこと、あるいは、実際に自傷してしまったことを「正直にいえた」という事実を支持してください。これはアディクション問題の回復支援における原則です。アディクション行動からの回復には、再使用や再発を正直に告白できる場が必要不可欠なのです。

自傷の報告がなされたら、傷痕を確認して自傷の様態を評価し、続いて、行動記録表を参照しながら、どのような状況がトリガーとなったのかを分析しましょう。そのうえで、次の自傷の再発を予防するために、いかにしてトリガーを回避するか、あるいはトリガーに遭遇した場合にはどんな対処をしたらよいのかを一緒に話し合います。

援助者のなかには、自傷に関心をもち、毎回詳細に傷痕を観察することが強化因子として作用し、かえってその行動を維持させることを危惧する方もいます。たしかに他者からの関心は自傷の強化因子となりえますが、感情的な反応を抑え、外科医のような冷静さと関心をもって対峙すれば、強化は最小限に抑えられます。

5 置換スキルの習得

自傷を止めるには、先行要因となる感情的苦痛が出現しなくなるか、そうでなければ、何か代替的な行動（置換スキル）によってひとまず感情的苦痛から気持ちをそらさなければなりません。

この「感情的苦痛から気持ちをそらす」というのは、決して「困難な問題からの逃避」と同義ではない点に注意してください。感情的苦痛から一時的に意識をそらし、置換スキルによって苦痛を自分で扱える程度に小さくし、物事を冷静に考える状態になってから、改めて問題と向き合うためにおこなうものなのです。その意味では、置換スキルの修得は治療のとても大切な要素といえます。

置換スキルには、以下の2つのスキルがあります。

1　刺激的な置換スキル

自傷とは、感情的苦痛に対して、「身体の痛み」という知覚刺激を用いて対処する行為です。そこで、身体的疼痛をより安全な知覚刺激に置き換えることで、感情的苦痛を緩和し、気持ちをそらす、というのがこのスキルの原理です。

以下のような7つの方法があります。

1）スナッピング（snapping）： 手首に輪ゴムをはめ、「切りたい」という衝動を自覚した際に、その輪ゴムでパチンと手首の皮膚を弾き、気持ちを切り替える。

2）香水をかぐ： 刺激の強い香水の匂いで気持ちを切り替える。

3）紙や薄い雑誌を破る：「切りたい」という衝動を感じたときに、不要な紙、薄いパンフレットや雑誌を思い切り破る。

4）氷を握りしめる： 自傷衝動を自覚した際に氷を手で強く握りしめると、その冷たさの知覚はほとんど痛覚と区別がつかないものとなる。つまり、皮膚を傷つけず、出血もしない痛み刺激により、気持ちをそらす。

5）腕を赤く塗りつぶす：「血を見るとホッとする」というタイプの自傷患者に有効なことがある。具体的には、紙に自分の「腕」を描いてそれを赤く塗る、

置換スキルの例

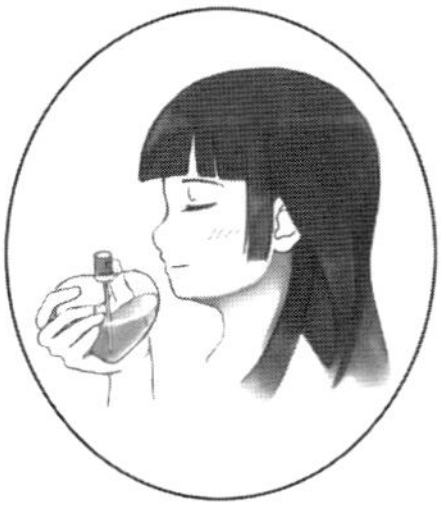

香水をかいでリラックス

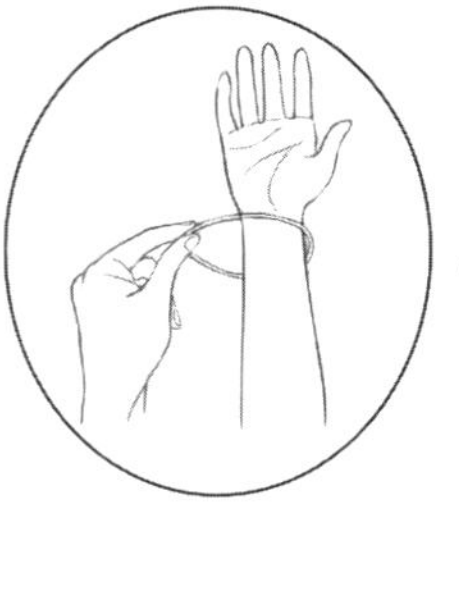

スナッピング

あるいは、赤いフェルトペンで直接自分の腕を塗りつぶす。

6）大声で叫ぶ：自傷衝動に襲われたときに、海岸や野原で思い切り叫ぶ、あるいは家族と一緒にカラオケボックスに行き、好きな歌をうたう。

7）筋トレ：自傷衝動に対して腹筋運動や腕立て伏せ、スクワットなどの筋肉トレーニングで気持ちをそらす。

以上に述べたような刺激的な置換スキルのメリットは、練習をしなくともすぐに取り組むことができる、という点にあります。しかしその一方で、デメリットもあります。それは、この方法自体が、「刺激によって気分を変える」という点で自傷と共通した性質があるために、くりかえすうちに効果が減弱し、より強い刺激を求めて頻度と強度を高めるといった、エスカレートが見られやすいという点です。その結果、置換スキル自体が「自傷的」な様相を帯びてしまうわけです。また、「紙や雑誌を破る」などの攻撃的な行動が、かえって精神的な興奮と覚醒度を高め、かえって自傷衝動を刺激してしまう、という指摘もあります（Walsh, 2005）[6]。

ここで重要な点は、刺激的な置換スキルはあくまでも過渡的な対応であって、最終的な目標は、後述する鎮静的な置換スキルの実践にある、ということです。その意味では、援助の当初、刺激的な置換スキルの実践を提案した時点から、後

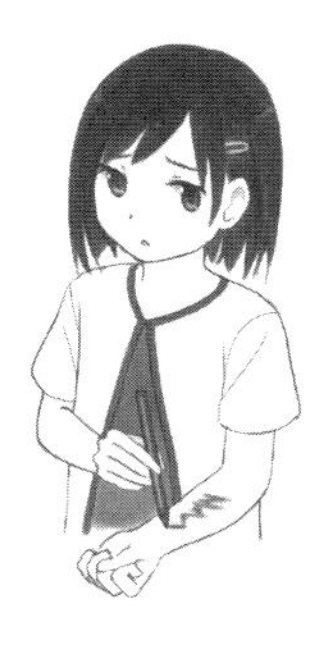

腕を赤く塗りつぶす

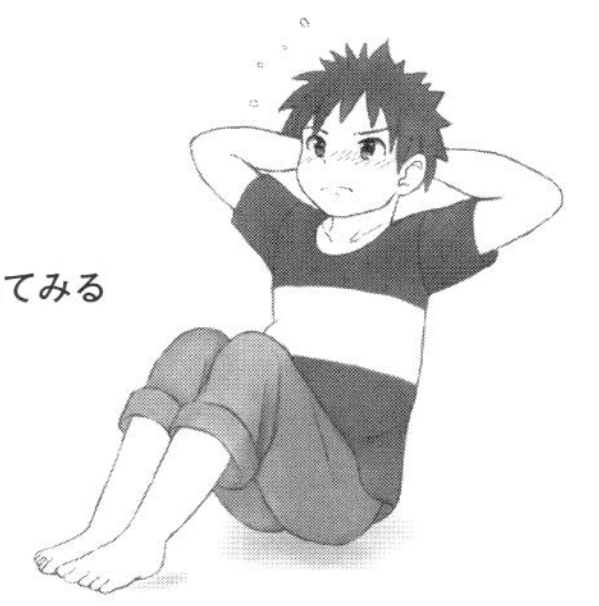

筋トレをしてみる

述する鎮静的な置換スキルの練習を開始しておく必要があります。

2 鎮静的な置換スキル

鎮静的な置換スキルは、刺激的な置換スキルのように「身体の痛み」に代わる知覚刺激で気持ちをそらすのではなく、焦燥や緊張、怒りといった不快感情そのものを鎮めることを目的とした対処法です。

具体的には、「マインドフルネス呼吸法*」や、さらにそのような呼吸法をおこないながら穏やかな情景――大自然のなかで寝そべっているイメージ、あるいは星のまばゆい宇宙を漂っているイメージなど――を想像する、「イメージ瞑想法」などといった方法があります。いずれも、「過去や未来へのとらわれを離れて、自分が『いま、ここに』存在していることに集中している状態（マインドフルネス）」を得ることが目標となっています。

これらの呼吸法や瞑想法《めいそうほう》は、もともとは仏教の修行や東洋医学において実践されてきたものですが、近年になって、境界性パーソナリティ障害*に対する有効性が確認されている心理療法（弁証法的行動療法*）などにも取り入れられ、海外では治療技法として広く実践されています。その具体的な実践法については、ウォルシュ著 *Treating self-injury*（２００５）（邦訳書：松本ら訳『自傷治療ガイド』、金剛出版、

＊**マインドフルネス呼吸法**：マインドフルネスとは、自分の身体や感情の状態に気づくための「心のエクササイズ」である。そのなかで呼吸法を用いておこなうものをマインドフルネス呼吸法という。具体的な方法は禅やヨガなどで用いられる呼吸法と同じである。

＊**境界性パーソナリティ障害**：90ページ参照。

＊**弁証法的行動療法**：マーシャ・リネハンという臨床心理学者が開発した認知行動療法の一種であり、境界性パーソナリティ障害に対する治療効果が実証されている数少ない心理療法の1つである。

２００７）の巻末に詳細に記されているので、そちらを参照ください。

ちなみに、呼吸法に習熟していない者が、自傷衝動を自覚した際に練習もなしにいきなりこれを実践しようとしても、期待する効果はまず得られないでしょう。下手をすると、過呼吸状態に陥ってしまうかもしれません。要するに、マインドフル呼吸法には練習が必要なのです。

たとえば、毎朝の通学・通勤時、あるいは就寝前のひとときといった、比較的落ち着いた状態にあるときこそ、練習するには絶好のタイミングです。そうした練習のなかで、自分なりに「マインドフルネス」の境地を体験しておかなければ、いざというときに自傷衝動を抑えるのに役立つ置換スキルとしての効果は望めません。

その意味では、この鎮静的な置換スキルは、刺激的な置換スキルのような手っ取り早さには欠けています。しかし、刺激的な置換スキルとは異なり、一度この方法を体得すれば、その効果が減衰したり、やり過ぎて自傷的様相を呈したり、また、自傷衝動を高めたりすることもありません。その点では、明らかに優れた対象方法です。

治療開始当初、こうした鎮静的置換スキルに消極的な態度を示す者は少なくありません。だからこそ、援助者は、「まあ、そういわずにだまされたと思って」

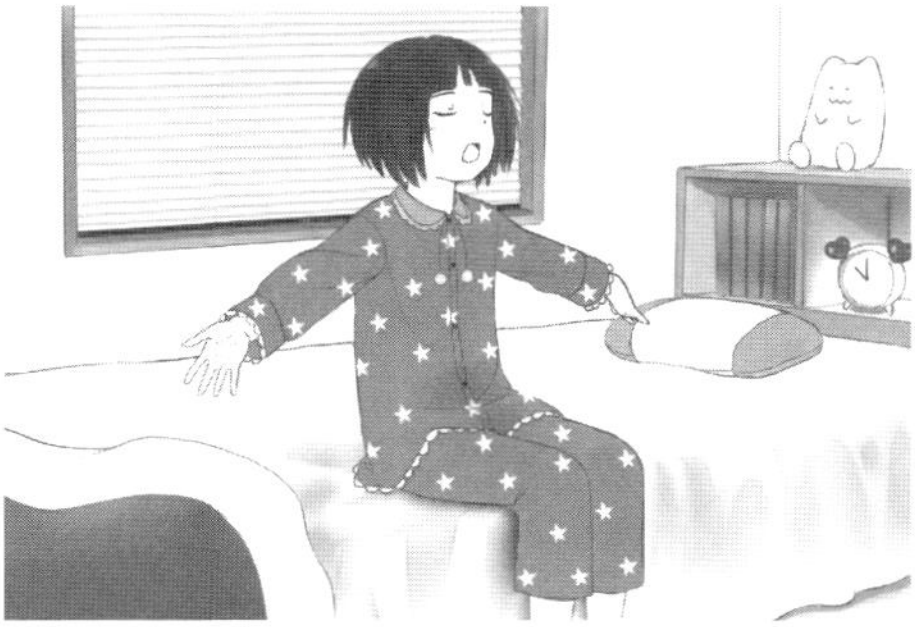

などとくりかえし提案し、折にふれて面接室で呼吸法を実演してみせる必要があるでしょう。

3　補助的な置換スキル

以上の置換スキルに加えて、自傷衝動から気をそらすのに役立つさまざまなスキルを組み合わせるとさらに効果的です。こうしたスキルは、行動記録表を注意深く分析していると、「絶対に自傷していない状況（あるいは要因）」として気づくことがあります。

多くの自傷からの回復者が用いていた補助的な置換スキルとしては、「文章を書く」「音楽を鑑賞する／演奏する」「絵を描く」「運動をする」「料理をする」「犬や猫といったペットをなでる」「アロマを焚《た》く」「ていねいにドリップコーヒーを淹《い》れて飲む」などがあります。また、「書店」「コーヒーショップ」といった、安全で、周囲の目がある場所（一人になると自傷したくなってしまう者が少なくありません）に赴くという方法、さらには、自分にとって大切な小物、大切な言葉をメモした紙切れなどを小さな箱（「セーフティボックス」）に詰め込み、自傷衝動に襲われたときにその箱を取り出し、ふたを開けて箱の中身を眺める、という対処が効果的なこともあります。

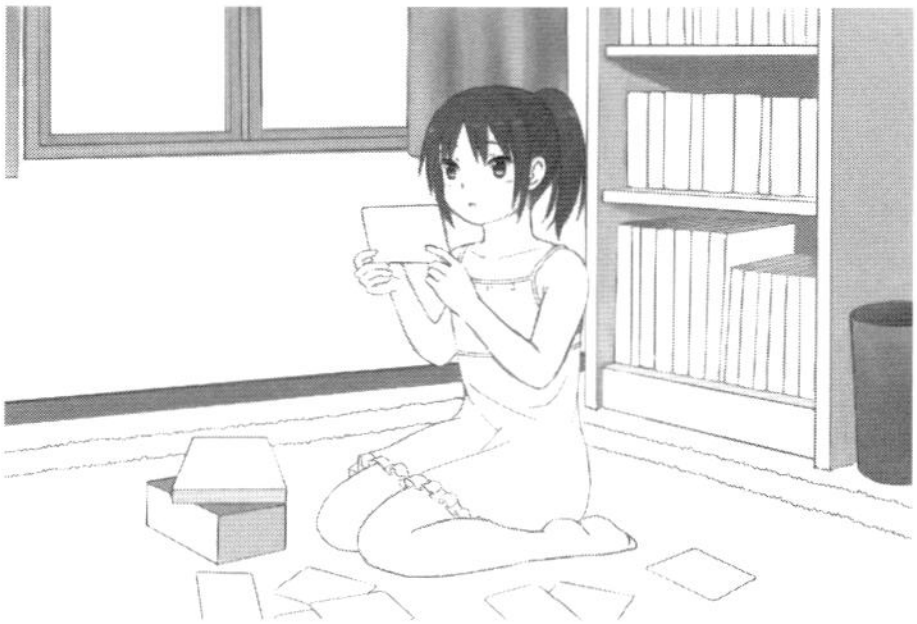

自分にとって大切な言葉を紙にメモして箱に入れてみよう

4　信頼できる人と話す

信頼できる誰かと話すことは、それだけでも感情的苦痛を緩和し、自傷衝動を減少させる効果があります。

ただし、話し相手は誰でもよいわけではありません。ふさわしい話し相手の条件は、自傷する者が「自傷したい」「自傷してしまった」と訴えたときに、叱責したり、悲しげに表情を曇らせたり、不機嫌になったりしない人である、というものです。そして、「自傷したい」「自傷してしまった」という正直な告白を肯定的に評価してくれ、さらに、「自傷したい」という本人の話を長々と聞くのではなく、この機会をうまくとらえて自傷衝動に対する置換スキルを試みるよう提案できる人であることが望ましいでしょう。具体的にいうと、自傷する者が「自傷したくなった」と訴えてきたら冷静な態度で対応し、その援助希求行動を支持したうえで、「筋トレは試した？　呼吸法は？」と、置換スキルの実施状況を尋ね、「まずは20分間、呼吸法をやってごらん」と提案できる人物ということになります。

もっとも、現実問題として、これらの条件を最初から満たしている人など、メンタルヘルス領域の専門職以外に見当たらないと思います。家族や友人、恋人といった身近な存在の場合、通常、自傷する者の問題に情緒的に巻き込まれてしまっており、どうしても叱責や説教、あるいは、「私がこんなに一生懸命がんばっているのに……」などと非難めいた言葉を浴びせがちです。そうした家族の対応そのものが、かえって自傷のトリガーにもなってしまう危険があります。

ただ、治療に併行して、家族や友人、恋人などといった情緒的に巻き込まれている重要他者に対して心理教育や情報提供をしていくことで、彼らを支援資源へと変化させうる可能性は十分にあります。自傷衝動に際して身近な重要他者がこのような対応ができるようになれば、治療経過は非常に良好なものとなると思います。

6　自傷する若者との面接の実際

1　行動記録表を用いた面接の進め方

表5－1（109ページ参照）の行動記録表を見ると、置換スキルの実行や呼吸法の練習に関する記載がなされているのに気づくと思います。じつは、ここが治療上の重要なポイントなのです。

以下に、行動記録表を用いた面接に際しての注意点を列挙しておきます。

1）正直さを支持：「自傷したくなった」「自傷した」という記載があれば、必ず「あ、ちゃんと書いてあるね、いいね」などと、正直に自傷に関する事実を伝えることを支持する（一方、ショックな出来事があったのに自傷しなかったときには、そのことを支持するとともに、自傷しないですんだ要因を話し合う）。

2）置換スキルの実行を支持：もしも置換スキルの実行や呼吸法の練習の記載があったら必ず肯定的なメッセージを伝える。その肯定的なメッセージは、自傷しないで過ごせた場合よりも強いものとし、援助者が「自傷しないことよりも置換スキルの実施を重視している」態度が伝わるようにする。

3）失敗しても置換スキルに挑戦したことを支持：たとえ、置換スキルのやり方が不十分で、実行したにもかかわらず自傷におよんでしまったとしても、置換スキルを実施したことを賞賛する。そのうえで、置換スキルの実施時間をもっと長くしたり、練習時間を増やしたりすることを提案する。

4）自傷後に自分で傷の消毒をしたことを支持：自傷とは、単に皮膚を切る行為だけでなく、自傷後に傷のケアをしないこともふくめた行為であり、傷のケアは、「自分を大切にする」行為として反自傷的な意義がある。したがって、自傷後には傷の消毒を提案し、それを実行した場合にも支持する。

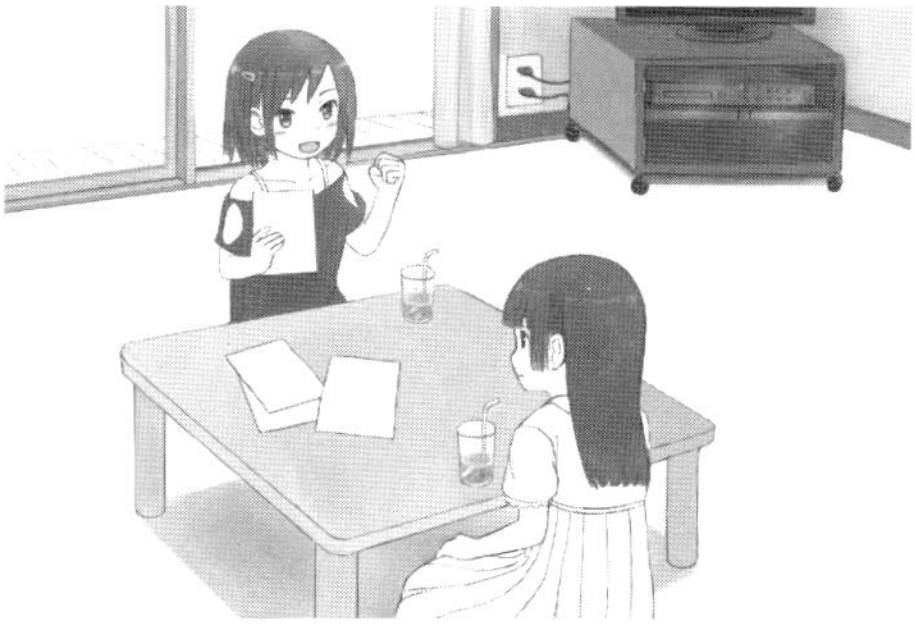

自傷をカミングアウトされた友だちは、本人の正直な気持ちや努力を支持する

重要なのは、援助者の関心が「自傷しないこと」ではなく「新しいスキルの獲得」にあるとクライエントに伝わることです。自分がこれまでやってきた行動を「やめなさい」と指示されるのは、相手に「自分の存在を否定された」と感じさせてしまう点に注意してください。

2 治療の行き詰まり

こういう状況を思い浮かべてみてください。「もう何カ月間も毎週面接していて、自傷のモニタリングにより自傷のトリガーは同定され、避けられるトリガーは避け、避けられないトリガーに対しては置換スキルで対処している。にもかかわらず、自傷が続いている……」という状況、あるいは、「再三の提案にもかかわらず、患者が置換スキルの習得に取り組もうとしない……」という状況、「毎週、行動記録表をつけてはくるが、置換スキルの実施や呼吸法の練習には消極的で、自傷がずっと続いている……」といった状況です。

もちろん、こうした状況は十分におこりえます。そのような場合には、自傷する者をとりまく環境を見直す必要があります。たとえば、無理解で非協力的な家族、あるいは、幼少時の外傷記憶を刺激するような、外傷的状況と相似的な特徴をもつ、現在の状況があると、自傷する本人のなかで「自分はいらない存在、余計な存在」「消えたい、いなくなりたい」という否定的な自己イメージがふくらみ、形式的に置換スキルを試みこそするものの、「心ここにあらず」の消極的な治療態度となってしまうことがあります。

もしも家庭内が安心できる環境となっていない場合には、安全を確保する目的から入院治療という選択も一時的には悪くない方法でしょう。ただし、入院中に家族内調整やソーシャルワークによって環境を変化させられなければ、単なる時間稼ぎに終わってしまうことは一応念頭に置いておきましょう。また、もしも入院した病棟が細かな規則や約束事が多い、非常に管理的な性質をもっている場合には、その環境自体が外傷的に作用して、自傷の悪化を招く可能性も考慮しておく必要があります。

なお、私の臨床経験では、行動記録表への記録を頑《かたく》なに拒む患者のなかには、解離性同一性障害に罹患していながらも、まだ主人格が交代人格*の存在を否認している段階の者がかなりの割合でふくまれているという気がします。おそらく行動記録表により、主人格が健忘している時間帯の存在を突きつけられる不安や恐怖、さらには、それによって健忘障壁が崩されることへの懸念もあるのかもしれません。このような場合、無理強いは禁物だと思います。潔く引き下がりましょう。

＊**主人格と交代人格**：多重人格の人の中で中心的に出てくる人格（主人格）と自分のなかの別の人格（交代人格）のこと。

7 自傷が止まった後で

以上に述べたようなかかわりをねばり強く続けていけば、よほど苛酷な現実的状況に置かれていないかぎり、自傷の頻度を減らしていくことは難しい作業ではありません。

しかし、自傷患者とのかかわりで最も大切なのは、自傷が消失した後の対応です。自傷が消失しても、今度は、「自傷衝動」をターゲットとした協働的作業が必要であり、さらにその次には、「自傷しようとは思わなかったが、つらい気持ちになった」という感情的苦痛の自覚、患者によっては解離症状をターゲットにした分析が継続される必要があります。そして、それらの消長を行動記録表のなかでモニタリングし、それらのトリガーについて話し合う関係を継続するなかで、「自傷をしなくとも、私の話に耳を傾けてもらえる」という体験が、コミュニケーション手段としての「自傷」を手放しやすい状況をつくるのだと思います。

当初、ターゲットとした自傷（たとえばリストカットなど）とは異なる別の様式の自傷にも注目し、次なる介入のターゲットとした方がよい場合もあります。

たとえば、家具や壁を殴ったり、爪を皮膚に食い込ませたりするような行動によって、密かに感情的苦痛に対処している場合があります。これらを放置したままにしておくと、結果的には当初治療のターゲットとしていた自傷の再発につながる可能性があるでしょう。また、ピアスやタトゥーなどのボディモディフィケーションも、純粋にファッションの目的からではなく、「痛み」を求めておこなわれることがあります。

不思議なことですが、精神科の診察室で、行動記録表を用いて自傷患者の治療をしていると、とくに何も指示していないのに、表の欄外に日々自分が体験したことや感じたことを自然と書き込むようになる患者がいます。あたかも、いつしか行動記録表は味気ない表であることをやめて、一種の日記帳としての機能を帯びはじめたかのようです。これは、治療が成功しつつあることを示す兆候だと、私は考えています。というのも、その段階に達した彼らは、「心の痛み」を「身体の痛み」で覆い隠すのをやめ、自分の言葉を用いて表現するようになっているからです。

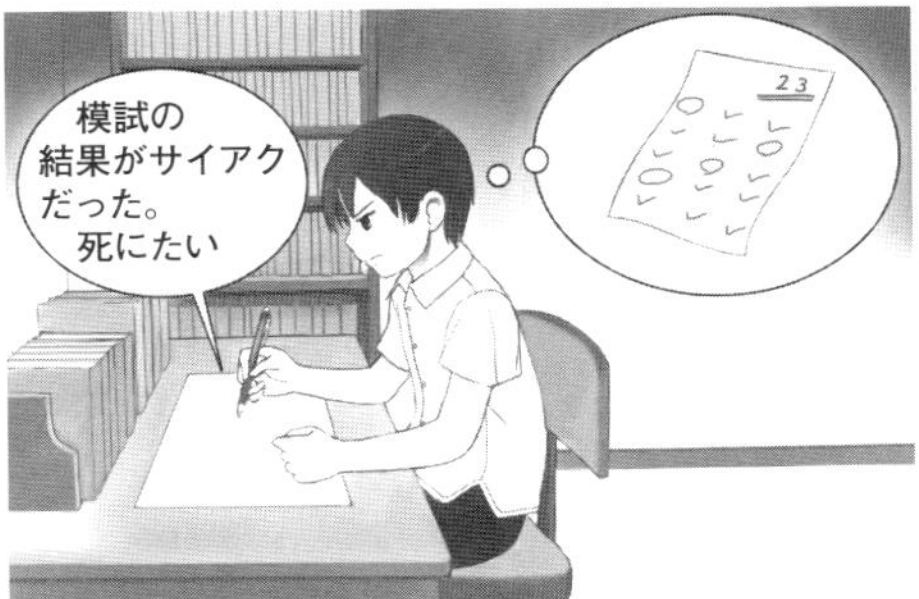

ただの行動記録でなく、
体験したことや自分の
思いを書く子もいる

8 「死にたい気持ち」に気づくこと

ウォルシュとローゼン（Walsh & Rosen, 1988）[7]は次のようにいっています。「自傷をくりかえす者の多くは死ぬために自分を傷つけているわけではないが、傷つけていないときには漠然とした『死の考え』にとらわれていることが少なくない。そしてあるとき、いつも自傷に用いているのとは別の方法で自殺を試みる」。

死ぬためではなく、生きるために自傷をくりかえしてきた者であっても、これまで切りながら生きてきた人生のなかで、何度となく「消えてしまいたい」と感じたことがあるはずです。じつは、この「消えたい」は「死にたい」と地続きの関係にあることがわかっています（松本と今村、２００９）[8]。当然ながら、自傷をくりかえす子どもを援助する経過中に、「死にたい」という自殺念慮の訴えと遭遇するのは、まれなことではありません。

1　自殺の危険因子としての自殺念慮

「死にたい」という考え、すなわち自殺念慮は、近い将来の自殺を予測する重要な危険因子の1つです。その証拠に、ケスラーら（Kessler et al, 1999）[9]は、自殺念慮を抱いた者の34％は具体的な自殺の計画を立てており、自殺の計画を立てた者の72％は実際に自殺企図におよんでいたことを報告しています。

自殺念慮に気づく方法はたった1つしかありません。それは、直接質問することです。じつは、防ぎ得なかった自殺の大半が、「自殺念慮をまわりの人が気づかなかった」ことによって発生しています。医療関係者でさえ、自殺念慮を聞くことに抵抗感をもつ人も少なくありません。かえって患者の「背中を押す」ことになるのではないかという恐れを抱く人もいます。しかしそれ以外にも、無意識のうちに自殺という重苦しい問題から目を背けたいという心理が働いて、患者の自殺念慮の訴えを過小評価することもあります。ホートンら（Hawton et al, 2006）[10]は、「患者が過量服薬の理由について『死にたかったら』と供述しても、臨床家は、『誰かが自分を愛してくれているかどうかをたしかめるため』、あるいは、『自分に関心を持ってもらうため』などととらえる傾向がある」と指摘しています。

2　自殺念慮を尋ねることの意義

自殺を考える者は、その苦悩の原因がなんであれ、自らが置かれた状況を恥と感じ、自殺念慮について「語ってはならない」という一種のタブーと思い込んでいることが少なくありません。しかし、チャイルズとストローザル（Chiles & Strosahl, 2005）[11]によれば、聞いたからといって患者が自殺しやすくなるというエビデンスはなく、「むしろ患者は安心することが多い。質問されることによって、これまで必死に秘密にしてきたことや個人的な恥や屈辱の体験に終止符が打たれる」といいます。もちろん、このことは自殺の考えを取り消すことを意味しませんが、「この人と少し話してみるかな」という気持ちにはなってくれる可能性が高く、関係性を構築する上での第一歩となります。

3　「死にたい」という告白への対応の原則

1）告白に感謝する

自殺念慮に関する質問に対して、あるいは若者自身の口から「死にたい」という言葉が出てきたとき、訴えを軽視しないで真剣に向き合い、共感と支持、思いやり、そして支援を約束する姿勢が伝わるようにすることが大切です。そして、あわてて騒ぐことなく、静かで穏やかな態度で、正直に自殺念慮を告白してくれたことをねぎらい、「自分の気持ちを正直に語ることはよいことである」というメッセージを伝える必要があります。

２）「自殺はいけない」はいけない

安易な励ましをしたり、根拠のない希望を唱えたりすべきではありません。「残された人はどうするのだ」「家族の身になってみろ」「死んではいけない」という叱責や批判、あるいは強引な説得もやめてください。また、子どもとのあいだで「自殺の是非」をめぐって、いわば「神学論争」をすることは、不毛であるばかりか、有害ですらあります。「自殺はいけない」と決めつけられれば、子どもはもはや正直に自殺念慮を語らなくなります。それでは、今後、援助者はその子どもの自殺の危機を知ることができなくなるでしょう。自殺予防とは、安心して「死にたい」と打ち明けられる関係性があってこそ実現できるものであると心得てください。

３）「死にたい」の意味を理解する

自殺の是非はさておき、はっきりしているのは、幸福のあまり自殺するという人はまれであり、多くの者は困難や苦痛ゆえに自殺を考えるということです。だとすれば、「死にたい」という告白は、「困難や苦痛のせいで『死にたい』くらいつらいが、もしもその苦痛が少しでも減じるのであれば、本当は生きたい」というメッセージと理解することができます。そして援助者のすべきことは、その悩める子どもの話を傾聴しながら、その「耐えがたく、逃れられない」困難な問題が何かを明らかにすることだと思います。そのうえで、援助者は、若者が抱える

「死にたい」という言葉を子どもから聞いたときの援助者の態度

○
- 落ちついた態度で
- 正直に告白してくれたことをねぎらう
- 死にたいくらいつらいことがあったことに共感する

×
- 安易な励ましをする（大丈夫だよ、など）
- 批判・叱責をする（ダメ!!　言われた方の気持ちになってみてよ）
- 強引な説得をする（死んじゃいけないよ、大切な人のために死なないで）

「困難」を軽減するという共通目的に関する、いわば援助同盟を確立することが大切です。

自殺を考える人は、「白か黒か」という硬直した二者択一的思考をするなかで、心理的視野狭窄《きょうさく》に陥っています（Shneidman, 1993）[12]。そのため、困難や苦痛に対する建設的かつ現実的な解決方法を思いつけなくなっている、あるいは、そもそも支援資源に関する情報を知らず、ただ絶望感に圧倒されてしまっているのだと心得ておきましょう。

9 「死にたい」と考える人にかかわり、つなげること

1 確実に支援資源につなげる

自殺を考える子どもに必要な支援資源が判明し、精神科医療機関や、他の相談機関や援助機関を紹介する場合には、確実につながるような配慮をしてください。というのも、精神的に追いつめられた人は、注意力や判断力、記憶力が低下しており、援助者の指示をうわの空で聞き流していることがあるからです。また、自殺を考える人は、自分にプラスとなることを実行するのに消極的になっていて、

面接で同意しておきながら、実際にはその助言通りに実行しないこともあります。同行する、本人と一緒に電話をかける、説明した内容の要点をメモにして渡すといった工夫が必要だと思います。

たとえ若者が精神科医療機関への受診に同意した場合でも、速やかに診察予約がとれなければ、結局、受診しないままとなってしまうかもしれません。精神科受診日までかなりの日数を要する場合には、保健所や精神保健福祉センターと相談し、保健師が自宅を訪問するなどの対応が可能かどうか問い合わせるのも1つの方法でしょう。また、首尾よく受診しても、紹介元のニーズがきちんと伝わらず、精神科医療機関で「自殺が切迫している状況」であることをふまえた対応をしてもらえなかった場合、子どもは失望し、通院を中断してしまう可能性もあります。紹介先と緊密な連携と情報提供が必要です。

自殺を考える子どもが背景に抱えている問題、あるいは生きづらさを根本的に解決することは容易なことではありません。それどころか、しばしばそれは不可能です。しかし大切なのは、ここでもやはり「チームをつくること」です。この場合のチームとは、若者が抱えている困難を知っている援助者を複数つくり、お互いに情報交換、意見交換ができる関係性をつくることです。理想をいえば、学校や精神科医療機関だけでなく、保健所や精神保健福祉センター、児童相談所などの公的な保健福祉機関とも連携し、責任が１カ所に集中しない体制が構築できるとよいでしょう。

2　自殺念慮者の心性をふまえたつなぎを心がける

自殺を考える人の心理は矛盾に満ちています。「死にたい」と訴える気持ちの背景には、「助けを求める気持ち」と「助かりたくない気持ち」とが同時に存在しているのです。前者ゆえに、その言動は、ときとして演技的でアピール的なものに見えてしまい、援助者をイライラさせるでしょう。その一方で、後者の気持ちにより、若者は援助者の助言や指示にことごとく従わない態度をとることもあります。その態度もやはり援助者を苛立たせます。いずれの場合にしてもキレないようにしましょう。こうした矛盾した態度こそが、自殺リスクの高い人の特徴なのです。「そういうものなんだ」とあらかじめ心得ておくことが大切です。

3　できる限り同意を得る努力をすること

自殺を考える者は、自尊心が低下した状態にあるだけでなく、自己効力感も低下し、「自分にはこの困難や苦痛をどうすることもできない」という無力感に苛まれています。こうした状況のなかで、たとえば子どもの意向を無視して、周囲の判断だけで支援を進めれば、ますます子どもの無力感を強めます。相談機関の紹介や治療・援助方針の策定、あるいは家族や医療機関などへの情報照会にあたっては、できる限り子どもの同意を得るように努め、どうしても得られない場合でも、援助者の判断や、「あなたを守りたい」という決意を伝えるようにしましょう。

4　入院の功罪について慎重に検討する

自傷・自殺の恐れは、精神科病棟への非自発的入院の要件であり、入院には患者を自殺行動から物理的に保護するという機能があります。しかしチャイルズとストローザル（Chiles & Strosahl, 2005）[13]は、「精神科病院への入院が自殺を減らすというエビデンスはなく、自殺は他のいかなる施設よりも精神科病棟で起きている」と述べ、入院がもたらす医原性の副作用*について警告しています。非自発的入院という、いわば「自己決定権の剥奪体験」が、退院後の自殺リスクを高める可能性があるというのです。

誤解しないでいただきたいのですが、私はけっして「精神科病棟への入院は有害だ」と主張しているわけではありません。精神科病棟は、薬物療法に反応しやすい精神症状を集中的に改善させるのには最適な環境であり、入院中であればこ

＊**医原性の副作用**：医療が原因で弊害が引き起こされること。

そ、子どもの安全を確保した状況で家族内葛藤を解決し、学校や職場との環境調整を進めることもできます。しかし、背景にある現実的な困難に対するソーシャルワークをしないまま、単に援助者や家族の安心のためだけに入院をくりかえしても、自殺を先延ばしする以上の効果は期待できないでしょう。

5 守秘の原則は適用されない

上述した「できるだけ同意をとる」というのと矛盾するようですが、自殺念慮者や自殺未遂者の援助においては守秘義務の原則は適用されないことも強調しておきたいと思います。したがって、子ども自身が「このことは家族にはいわないでください」と訴えた場合には、「あなたを守るためにそれが必要である」ことをねばり強く説明する必要があります。もしも家族と連絡をとらないまま対応し、その後まもなく自殺既遂もしくは再企図となった場合の訴訟リスクは大きいと思います。

なお、家族に知られたくないと主張する患者に対しては、必ずその理由を確認するようにしてください。この点は自傷と同じですが、自殺を考えているという事実よりも家族の反応――その若者を頭ごなしに叱責したり、あるいは、家族が過度に自責したり、本気に受け取らない可能性――を危惧している場合がありま す。そうした場合には、若者の思いに十分に配慮し、たんに事実を告知するだけでなく、家族に対する心理教育や情報提供が必要でしょう。

6「自殺しない契約（No Suicide Contract / Suicide Prevention Contract)」

協働作業を通じて、若者が抱えている困難が援助者とのあいだで共有され、しかるべき「つなぎ」の方策も見えてきたところで、面接は締めくくりに近づきます。そこでおこなうのは、若者に「自殺しない契約（約束）」を求めることです。

その際、注意してほしいことがあります。シア（Shea, 2002）[14]は、その有効性に関するエビデンスがないにもかかわらず、あまりにもこの「契約」が臨床現場で過大評価されていることを問題視しています。実際、この契約に同意した後で自殺企図におよんだ人は意外に多く、さらにいえば、自殺意図の強い人では、この契約に表面的に同意することで、その意図を悟られないようにすることもまれではないと指摘しています。その意味では、訴訟対策のためのルーチン業務としておこなわれる「自殺しない契約」には、たんに医療関係者の不安を軽減する以上の効果はないと考えるべきでしょう。

しかしその一方で、自殺念慮や自殺企図の経験をもつ当事者のなかには、信頼できる援助者とのあいだで交わした「自殺しない契約」によって、「死なずにすんだ」と告白する者も少なくありません。じつは、この「自殺しない契約」は、信頼できる人との継続的な援助関係を前提としてはじめて効果を発揮することを忘れないでください。

第6章

家族と学校に伝えたいこと

1　家族への働きかけ

これまでくりかえし述べてきたように、自傷は本質的に秘密の対処行動です。しかし、ひとたび人の目にふれた場合には、身近な人たちの反応によっては、二次的に操作性や演技性を帯びてしまうことがあるのもまた事実です。その意味では、自傷をいたずらに助長させないためにも、身近な存在である家族の対応はとても重要な課題となってきます。

1　家族に伝えてほしいこと

援助者がはじめて家族に会うときにまずすべきことは、家族相談や同席面接の場面にやって来た家族に感謝の気持ちを伝え、これまで自傷をくりかえす子どもを支えてきたことをねぎらってください。客観的に見て、「あの家族は支えるどころか、むしろ本人の足を引っ張っている」と思える場合でさえも、これから良好な協力関係を築くにはねぎらいが必要です。

そのうえで、家族には以下の点を伝えてほしいと思います。

1）本人の自傷に一喜一憂しない、過度に自責しない

たとえ本人の自傷に、かつての家族内の問題や養育態度が影響していたとしても、それらは「自傷しやすさ」を準備するにすぎないのであって、最終的に自傷のトリガーとなるのは現在の出来事です。したがって、家族は、現在改善できることを本人と一緒に話し合っていけばよいのです。また、家族の自責が本人の自傷を悪化させることもあります。

2）怒りに駆られて説教しない、挑発的な態度をとらない

自傷は周囲の身近な者に対して意味不明な罪悪感を抱かせる効果があります。そして、この意味不明な罪悪感を抱かされることが家族の怒りを刺激し、本人に対して感情的な態度で説教したり、「死ぬ気もないくせに……」とか、「やりたければやればいい」などと挑発的な態度をとったりすることがあります。しかし、こうした反応は有害です。

ときには子どもが家族に対して、「切ってやる」とか、「要するに私が切ればいいんでしょ！」などと、自傷に関する責任を家族に転嫁しようとする場合もあるでしょう。そのような場合には、けっして感情的にならずに静かな態度で、「切る、切らないはあなたが決めることだけど、私はそれを望んでいない」と家族が伝えることが必要です。

3）自傷を無視しない

子どもが援助につながる頃には、さすがに家族も子どもの自傷には気づいています。これに感情的な反応をする家族は困りますが、無視する家族も同じくらい困ります。無視する理由はいろいろあるでしょう。なかには、「親が反応するとかえって子どもの自傷を強化し、くせにしてしまう」という考えで無視している場合もあるでしょう（じつは、「無視」は十分に不自然で感情的な反応なのですが……）。しかしじつは、子どもの側は、親が自傷を無視する本当の理由を知っていることが多いように思います。実際、私自身の臨床経験でも、「うちのお母さん、本当は気づいているけど、どうしていいかわからなくて、それで見て見ぬふりしている」と打ち明ける患者は、何人もいました。

むしろ、子どもの自傷に気づいたときには、感情的にならずに、冷静な態度で声をかけてください。たとえばこんな風に。「最近傷が増えているね。何かあったの？　もしも話せそうだったら話してくれない？　もちろん、無理強いはしないわ。でも、心配なの」。

4）孤立しない

自分の子どもが自分の身体を傷つけている、という事実は、親にとってとてもつらいことです。したがって、「感情的に反応するな、冷静に反応しろ」というのは、

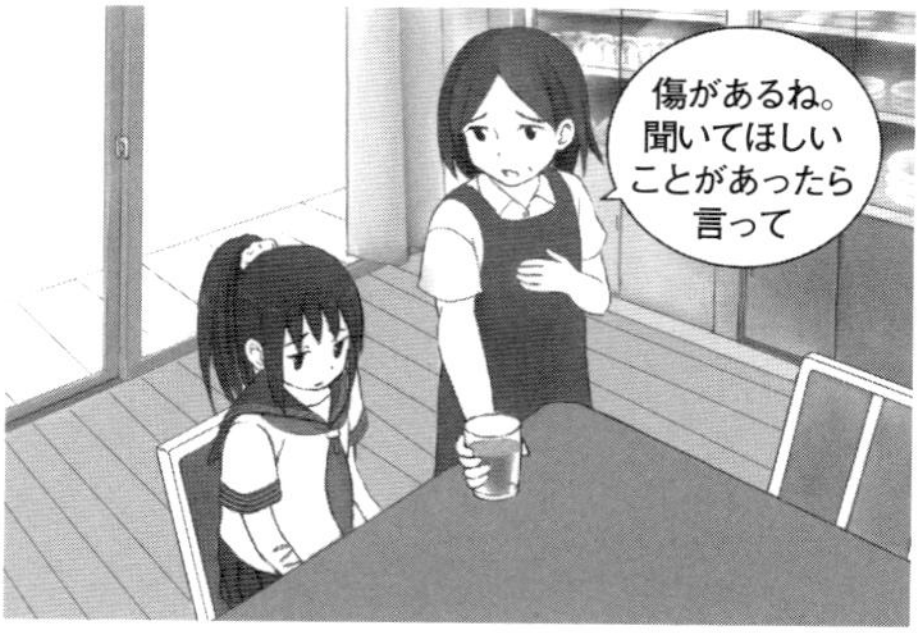
傷があるね。
聞いてほしい
ことがあったら
言って

見てみぬふりをせず、子どもに寄り添う声かけをする

非常に難しいことです。家族がこうした対応を実現するには、サポーターが必要です。

しかし、自傷する子どもの家族は、しばしば地域でも親族のなかでも孤立しています。子どもの自傷は近所の人や友人にはなかなか相談できません。親族に相談しても、「あなたの育て方が悪かった」などと、いまさらのような説教を受けるだけです。結局どこにも相談できずに、自分たちだけで抱え込むなかで自分たち独自の対応をするようになります。結果的に、個人的な信念や価値観にもとづいて本人の自傷の意味を勝手に解釈し、どう考えても首を傾げたくなるような対応をとるようになったりします。

こうした事態を避けるには、家族が孤立しないことです。医療機関は本人が受診していないと、家族だけが相談するのは難しいでしょうし、子どもがすでに医療機関で治療を受けていても、そこは子ども中心の相談の場です。そこで家族には、地域の保健センター、子ども家庭センター、保健所、あるいは都道府県・政令指定都市に最低でも1カ所設置されている精神保健福祉センターへの相談を提案してください。また、最近では、当事者家族が専門家の助言を受けながら運営している「ＢＰＤ（ボーダーラインパーソナリティ障害）の方の家族会」*という団体もあり、定期的に相談会や勉強会を開催しています。このような団体に関す

＊ＢＰＤ（ボーダーラインパーソナリティ障害）の方の家族会：http://bpd-family.jp/bpd_family/date_place/

る情報提供もしてほしいです。

2　自殺リスクの高い子どもの背後には自殺リスクの高い大人がいる……

私は、若者の自殺既遂者を調査（Katsumata et al, 2010）[1]するなかで2つのことに気がつきました。

1つは、30歳未満の若い自殺既遂者は、中高年以上の自殺既遂者の場合に比べると、自殺直前に明確な精神科診断がつくような人が少なかった一方で、自傷経験者が多かったということです。このことから、子どもの自殺予防という観点から自傷に注目することの大切さがわかるかと思います。

そしてもう1つは、家族に精神障害を抱え、現在精神科治療中であるといった人が多いというものでした。このことは、精神科医療関係者は、自分たちが治療を担当している成人の患者だけでなく、彼らの家族にも注意を払う必要があることを示しています。もちろん、そこには「精神障害の遺伝的要因」による影響も無視できないのでしょうが、それだけでは説明できません。意外に知られていませんが、家族が精神障害を抱えていることによって、子どもは理不尽な自責感を背負い込んだり、援助希求能力を低下させたりする場合があります。したがって、こうした状況が子どもの自傷・自殺に影響を与えている可能性は十分にあり得るでしょう。

　こうした問題は、何も精神障害だけには限りません。自殺リスクの高い子どもの家族は、しばしばさまざまな困難を抱えています。たとえば、離婚後に女手ひとつで子育てをしてきたため疲れきった母親であったり、心身の病気により就労が困難で生活保護を受給していたり、ＤＶの被害を受けていたり、夫のアルコール問題に悩んでいたりするのです。

　子どもの自殺に詳しい精神科医のフェファー（Pfeffer, 1986）[2]は、「自殺のリスクが高い子どもの背後には自殺のリスクが高い大人がいる」と指摘しています。だからこそ、すでに述べたように、家族のための援助者が必要なのです。その際に、家族を地域のさまざまな公的行政機関（保健センターや保健所、精神保健福祉センター）につなげることの意義は、家族だけではなく、自傷する子どもにとってもメリットがあります。

　じつは、自傷する子ども、あるいは自殺リスクの高い子どもの多くは、高校１〜２年のあいだに学校教育からドロップアウトします。学校在籍中であれば、教師がゲートキーパー*として機能し、子どもをさまざま支援資源につなげてくれますが、学校をドロップアウトすると、家族以外は誰も子どもの問題が把握できなくなります。家族が子どもを支援資源につなげるだけの余力があればよいのです

***ゲートキーパー**：自殺リスクのある人に最初に気づき、専門の援助者につなげる役割を担う人のこと。

が、家族もさまざまな困難を抱えていると、問題はどうしても「密室化」してしまいがちです。しかし、家族がこうした公的機関につながっていれば、そうした機関に所属する保健師や相談員が、何らかの機会をとらえて子どもを支援資源につなげる働き方をしてくれるはずです。

いずれにしても、子どもの自殺予防のためには家族全体を支援する、という視点が大切ではないかと思います。

2 学校における自傷の伝染防止策

すでに述べたように、思春期・青年期の若者が密集している施設、しかも、さまざまな規則で管理された空間内では、自傷の伝染が生じやすいと指摘されています。当然ながら、学校という場所でも、自傷はつねに伝染の危険をはらんでいます。

もちろん、自傷の伝染はどんな生徒にも生じるわけではありません。なんらかの精神的苦痛を抱えている生徒が伝染します。ですから、自傷をすることによって、問題を抱えている生徒を発見することができるというメリットもなくはないでしょう。ただ、そうはいっても、学校内で自傷する生徒がまるで「雨後の竹の子」のように群発した場合、とても養護教諭やスクールカウンセラーだけでは対応しきれないのも事実です。

そこで、伝染予防のための対策が必要です。

まず、自傷をくりかえす生徒に対しては、定期的な個別面接の機会を保証し、これを継続します。その一方で、その生徒に、「自傷していることをほかの生徒にはいわない」「すでに知っている生徒にも自傷方法について詳しく話さない」といったことをお願いする必要があります。

次に、家族の協力を得て、「衣服やサポーターなどで傷を隠す」などといった指導をする必要があると思います。もしも生徒が、「長袖のシャツはどうしても嫌だ、サポーターも嫌。包帯ならばいい」と主張すれば、この際、包帯でもかまいません。本当は長袖シャツやサポーターがよいのですが、夏場は通気性に難があり、嫌がる生徒もいます。通気性という点では包帯に分があります。包帯を腕に巻いていると、いかにも「自傷しました」といった印象を周囲に与え、それ自体が一種のカミングアウトという気もしますが、他人に対して強いインパクトと伝染性をもつのは、何よりも「生の傷」です。ですから、そこは譲歩して最悪の事態を回避すべきです。

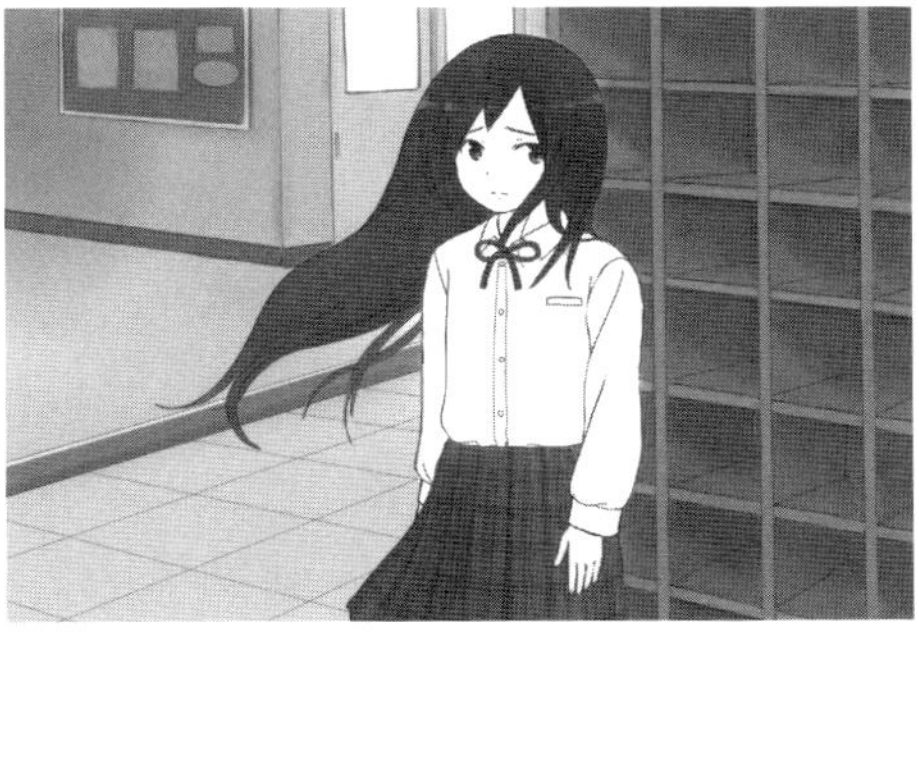

服で傷を見せないようにすることが伝染予防につながる

また、こうした指導になかなか従ってくれない、教室内で自傷のことを吹聴する、あるいは、教室内や他の生徒の前で自傷におよぶ、といった生徒に対しては、しばらく保健室登校として、教室に入ることにストップをかけることも検討すべきでしょう。

それから、仲良しグループ数名のなかで、互いに競い合うようにして自傷が流行してしまうといった事態が生じた場合には、そのグループの登校を一時的に中止し、自宅安静とする必要があります。そのうえで、頻回の家庭訪問などの個別的なかかわりをしていると、周縁的な生徒の自傷は止まり、中核的な生徒のみが自傷を続けるという状態になります。このようにすれば、メンタルヘルス的支援を集中的におこなう必要のある生徒を絞り込むことができるでしょう。

3　学校における自傷・自殺予防プログラムのあり方

1　薬物乱用防止教育から見えてきたこと

中学生・高校生の10人に1人が自傷経験者であるという事実は、もはや自傷は精神科医療だけの問題ではなく――ましてや「自傷＝境界性パーソナリティ障害」

などと決めつける問題ではなく、地域や学校、あるいは家庭においても向き合わなければならない問題であることを意味しています。そして、この問題と向き合うためには、まずは、こうした自傷経験のある子どもたちの特徴を十分に理解しておく必要があるでしょう。

私たちの調査（Matsumoto & Imamura, 2008）[3]では、この1割の生徒たちは、残りの9割の生徒たちに比べて、男女を問わず飲酒や喫煙の経験者が圧倒的に多く、「自分の知り合いに違法な薬物を使ったことのある人がある」生徒、あるいは「違法な薬物を勧められた経験がある」生徒が有意に多いことが明らかにされています。周知のように、未成年者の飲酒・喫煙は、成人後に違法薬物に手を出すことを予測する重要な危険因子ですが、それに加えて、自傷経験のある1割の生徒たちは、違法薬物にアクセスしやすい環境のなかにいるわけです。こうした事実は、この1割の子どもたちが薬物乱用ハイリスク群であることを示しています。

また、とくに女子の場合、自傷経験者には摂食障害的な傾向が認められます。明らかに摂食障害と診断できる生徒が多かっただけでなく、摂食障害と診断できる水準には満たないものの、自らの体型や体重、容姿に不満を抱き、ダイエットをくりかえして食後に罪悪感を抱いたりする生徒が少なくありませんでした。また、ときどき食後に指を喉につっこんで嘔吐したり、体重減少を目的として緩下剤を使用した経験がある生徒もいました。

さらに、自傷経験者は自尊心が低く（Izutsu et al, 2006）[4]、「死んでしまいたい」、あるいは「消えてしまいたい」と考えたことのある生徒、あるいは、親や教師、友人といった周囲の人間のことを「信用できない」と感じている生徒、インターネットでいわゆる「自傷・自殺系サイト」といわれるような有害サイトにアクセスした経験をもつ生徒も多いことがわかっています（Katsumata et al, 2008）[5]。ひょっとすると、この1割の生徒たちは、さまざまな悩みを抱えながらも、その相談相手として信頼できる人物が周囲に存在せず、悩みの答えをインターネット空間に求めざるを得ない事情があり、そのなかで「自傷・自殺系サイト」に漂着したのかもしれません。

しかし、私が最も衝撃を受けたのは、こうした特徴ではありませんでした。じつは、上述した一連の調査は、いずれも筆者が講師を務めた薬物乱用防止講演（例によって、薬物の弊害をことさらに強調した『ダメ、ゼッタイ』的な内容です）終了後に実施したアンケート調査にもとづいたものなのです。したがって、調査を実施する際には、アンケート用紙の末尾には、私の講演に関する感想を書いてもらう欄も用意してありました。

すると、自傷経験のある生徒では、筆者の講演に対する反応が明らかに異なっていたのです。自傷経験のない9割の生徒たちの大半は、「薬物は怖いと思った」「何があっても生涯絶対に手を出さないと決心した」「もしも友人が薬物に手を出したなら、何があってもやめさせたい」という、期待通りの感想を書いていました。しかし自傷経験のある1割の生徒たちの感想は違いました。その多くは、「自分を傷つけるだけで、人に迷惑をかけるわけじゃないから薬物を使いたい人は勝手に使えばいい」というものだったのです。

この言葉は、かつて私が薬物依存症専門病院に勤務していた頃、若い薬物依存患者から何度となく聞かされたものとまったく同じものだったのです。そして、それとまったく同じ言葉を、早くから飲酒や喫煙を経験し、周囲に危険な人間関係をもち、しかもすでに自分を傷つけた経験のある生徒たちが、講演の感想欄につづっていたわけです。このことは、私がメッセージを届けるべき相手はこの1割のハイリスク群であったことを示すとともに、にもかかわらず、私は見事にターゲットを外したことを意味します。

極論かもしれませんが、自傷経験のない9割の生徒の多くは、薬物乱用防止講演など聴かなくとも、そもそも薬物には縁のない生活を送り続け、他方で、1割のハイリスクな生徒の場合には、そのような講演を聴いても薬物に手を出すときには手を出すのではないか、という気がします。実際私は、最近10年ほど少年鑑別所や少年院の嘱託医をしてきましたが、そこに入所してくる薬物乱用少年のなかには、学校で薬物乱用防止教育を受けたものが少なくないのです。あるいは、自傷におよんだことがあるような子どもにとっては、薬物にさまざまな弊害があることを知っていても――いや、知っているからこそ――一種の自傷として薬物に手を出す可能性があるのかもしれません。つまり、「『ダメ、ゼッタイ』ではダメ」な子どもたちが、少なくとも10人に1人はいるかもしれない、ということなのです。

2　最大のゲートキーパーは友だち

すでに述べたように、自傷は自殺とは異なる行動ですが、長期的には自殺死亡リスクを数百倍にも高める行動でもあります。その意味では、若者の自傷予防は、それ自体が将来における自殺予防にもつながります。

しかしだからといって、「自分を傷つけるのは『ダメ、ゼッタイ』」といった自傷予防教育は「百害あって一利なし」です。なぜなら、若者の1割はすでに自傷経験があるわけです。したがって、もしも自傷を非難する予防教育をおこなえば、自傷経験のある若者は孤立を深め、ますます周囲に相談できなくなってしまうでしょう。

同じように、「命の大切さ」を訴える生命尊重教育についても好ましくありません。これは、本来、メンタルヘルスの問題である自殺予防教育を道徳教育にすり替えてしまっています。そのような教育の後、すでに「消えてしまいたい」とか「死にたい」と考えたことのある子どもは、「自分は不道徳な人間なのか」と感じ、ただでさえ乏しい援助希求能力がますますやせ細ってしまいます。そもそも自殺リスクの高い子どもは、周囲の大人や級友から自分の存在をくりかえし否定される体験をしています。ですから、「命を大切に！」といった話を聞かされた後には、「命が大切ならば、どうして自分はこんな目に遭うのだろうか」と混乱し、人に相談するどころではなくなります。

では、どのような自傷・自殺予防教育をすればよいのでしょうか？

前に、「自傷の96％は誰にも告白されない」といいましたが、正確にはちょっと違います。告白しないのは、親や教師、カウンセラーといった、責任をもって彼らを支援してくれる大人に対してであって、一部には友人には告白する子どもがいるのです（図6－1、Howton et al, 2006[6]）。

子どもたちが友人に自傷を告白する際、必ずといっていいほど用いられる常套句があります。それは、「絶対に先生や親にいわないで」というものです。その結果、告白された生徒がしばしばとる反応は次の2つです。

1つは、善意から、「私を友だちだと思うなら、もう自傷しないって約束して」

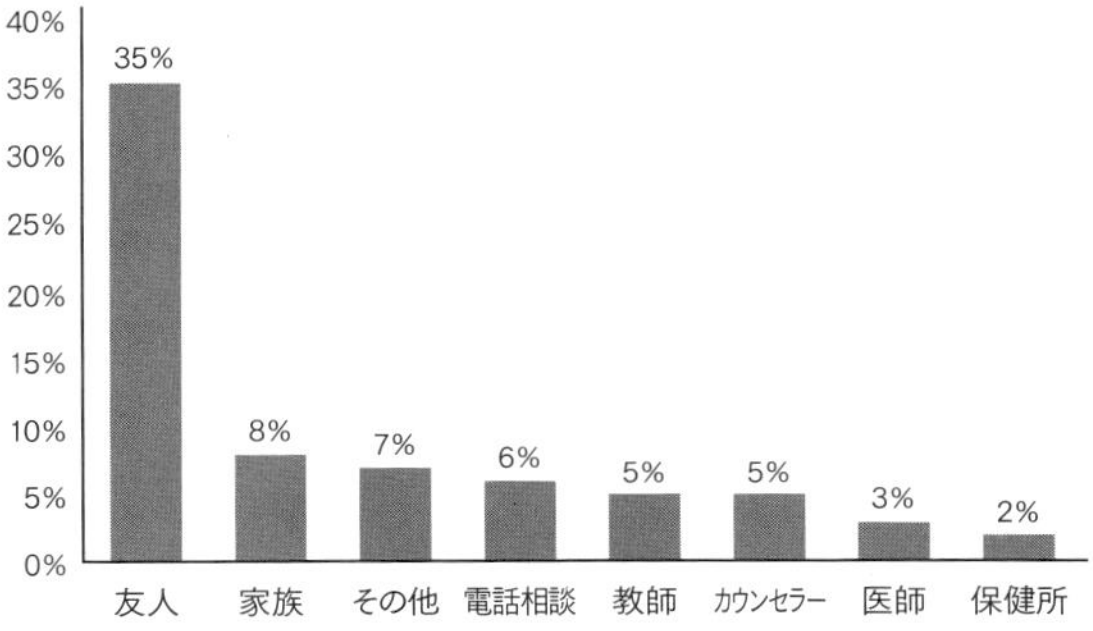

図 6-1
「自傷経験を誰かに告白・相談したことがありますか？」
（Hawton et al, 2006 より転載）

などと、できない約束を一方的に押しつけてしまう場合があります。しかし、そのような約束をしたくらいで止まるならば誰も悩んだりしません。結局、自傷は依然としてくりかえされるなかで、「なんであれほど約束したのに何度も裏切るの？　もうあなたとは絶交よ！」と、関係が破綻してしまいます。そして、自傷する生徒はますます孤立を深め、自傷に没頭せざるを得なくなります。

もう1つの反応は、「誰にもいわないで」という言葉に縛られて1人で悶々《もんもん》と問題を抱え込み、毎日のように自傷をする若者の「切りたい」や「死にたい」という相談にふりまわされるなかで、「これだけ相談に乗ってあげているのに、あの子の自傷がとまらないのは、きっと私のかかわり方が悪いからなんだ」と自分を責めるようになり、今度は友人までもが自傷におよぶようになってしまいます。じつは、若者における自傷には、このような伝染現象が生じることが非常に多いのです。

要するに、自傷する生徒にとって一番のゲートキーパーは友人なのですが、自傷の発見が友人だけにとどまるかぎり、かえって本人が孤立してしまったり、自傷が伝染してしまい、適切な支援には結びつかないことが多いのです。

3　気づき・かかわり・つなぎ

そのような認識から、米国マサチューセッツ州では、『ACT《アクト》プログラム』という自傷予防プログラムが実施されています（Jacobs et al, 2007）[6]。そのプログラムでは、次のことが強調されています。

「自傷は、つらさを紛らわすのに最善の方法ではないが、最悪のことではない。それは助けを求めるサインなのである。だから、友人の自傷に気づいたら、見て見ぬふりをせずに、その人にかかわり、『あなたの助けになりたい』と伝え、信頼できる大人につなげよう。もしも友人から『秘密にして』と頼まれても、その通りにしてはいけない。彼らには専門家の助けが必要である」。

こうしたメッセージは、"Acknowledge"（気づき）"Care"（かかわり）"Tell"（つなぎ）という3つの単語に要約されています。このプログラムで用いられる、生徒向けの15分ほどの映画では、この3つの単語の頭文字をとった「ACT」というスローガンが、わかりやすく、そして印象的にくりかえされる構成となっています。『ACTプログラム』は、「自分を大切に！」とか「命の尊さ」などといった道徳教育とはまったく次元が異なる性質をもっており、むしろ主眼とする目的は、若者の援助希求能力を高めることにあるのです。

もっとも、この「ACT」が期待通りに機能するには、大人たちへの教育が不

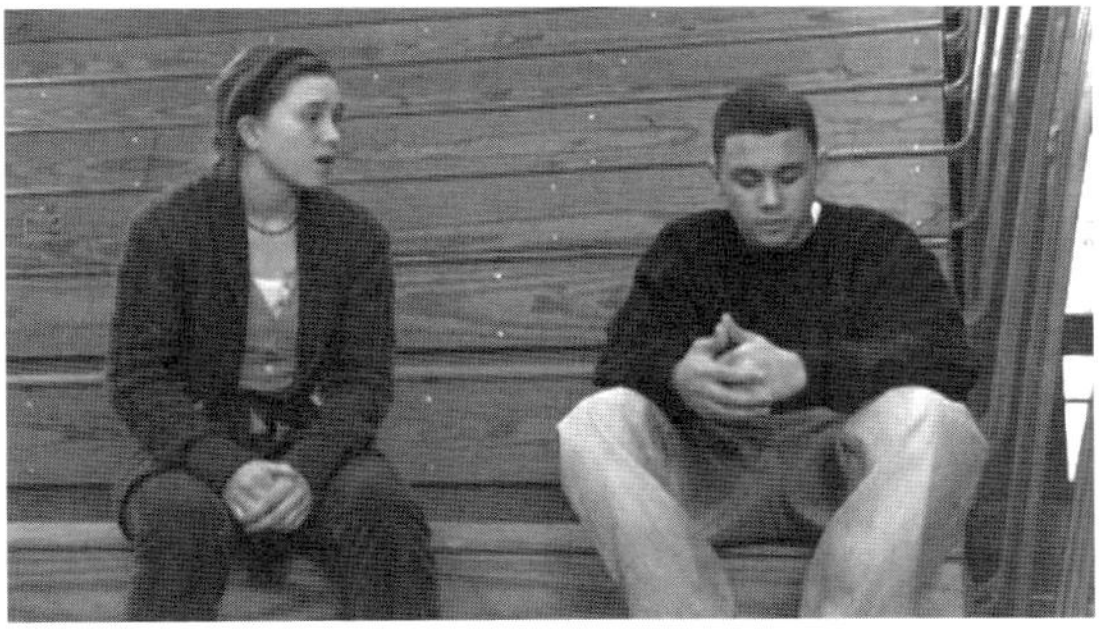

『ACT プログラム』をロールプレイしたようす。
自傷した男の子が過去に自傷した経験をもつ友人からアドバイスを受けている場面。
出典：『学校における自傷予防』D・ジェイコブ、B・ウォルシュ、M・マックデイド、S・ピジョン著、松本俊彦監訳、金剛出版（2010）

可欠です。保護者や教師などの一般の大人は、ともすれば自傷という表層の問題行動を禁止することだけに固執しがちですが、自傷以外に有効な対処スキルを知らない若者たちは、単なる叱責や説教に遭遇する体験を重ねると、ますます自分から援助を求められなくなる傾向があります。このため、このプログラムは、生徒だけでなく、教師や保護者に対しても実施されなければならないですし、大人たちが若者から渡された「援助希求のバトン」をしかるべき専門家につなげられるような体制整備が前提となります。

4　最も深刻な「故意に自分の健康を害する」行動とは

じつは、自傷をくりかえす思春期の若者の多くが、早くから飲酒・喫煙を経験しており、薬物乱用者との交遊や誘惑を受けるなど、薬物乱用の高いリスクも抱えています。また、拒食や過食、自己誘発嘔吐といった摂食障害的な行動を併せもつ人も少なくありません。いずれも、1回の行動だけで深刻な健康被害をもたらすものではないのですが、くりかえされることによりその弊害が身体に蓄積し、健康を害する危険があるという点で共通しています。

自傷をする子ども・若者に広く見られる、この「故意に健康を害する」行動は、これだけにはとどまりません。私自身の臨床経験をふりかえると、女性の自傷患者のなかには、援助交際などの不特定多数との性交渉、あるいは、避妊しない性交渉といった、性的危険行動をくりかえす子ども・若者が少なくないのです。たしかにこうした行動によってただちに健康が害されるわけではありませんが、性感染症への罹患、あるいは、望まない妊娠による学業や職業的キャリアの中断、さらには、より深刻な犯罪に巻き込まれる危険があります。その意味では、広義の自傷ととらえることができます。

要するに、自傷をくりかえす子ども・若者は生き方全体が「自傷的」ということができます。そして、最近の実証的研究（Miller et al, 2005）[7]は、このような「自傷的」な行動の数が増えれば増えるほど、近い将来の自殺リスクが高くなることを明らかにしています。そのようなエビデンスをふまえ、近年私は、自傷だけではなく、アルコール・薬物乱用や摂食障害、さらにはさまざまな危険な行動によって自らの健康を脅かす一連の行動を、「『故意に自分の健康を害する』症候群」（図6-2）という言葉で一括し、これをターゲットとした総合的な健康教育プログラムを、学校という、一度に多くの思春期の子どもたちにアクセスできる場でおこなうことを提案しています。

いずれにしても、すべての援助者に忘れないでほしいことがあります。たしかに彼らはさまざまな「自傷的」行動におよんでいますが、そのなかで最も「自傷的」

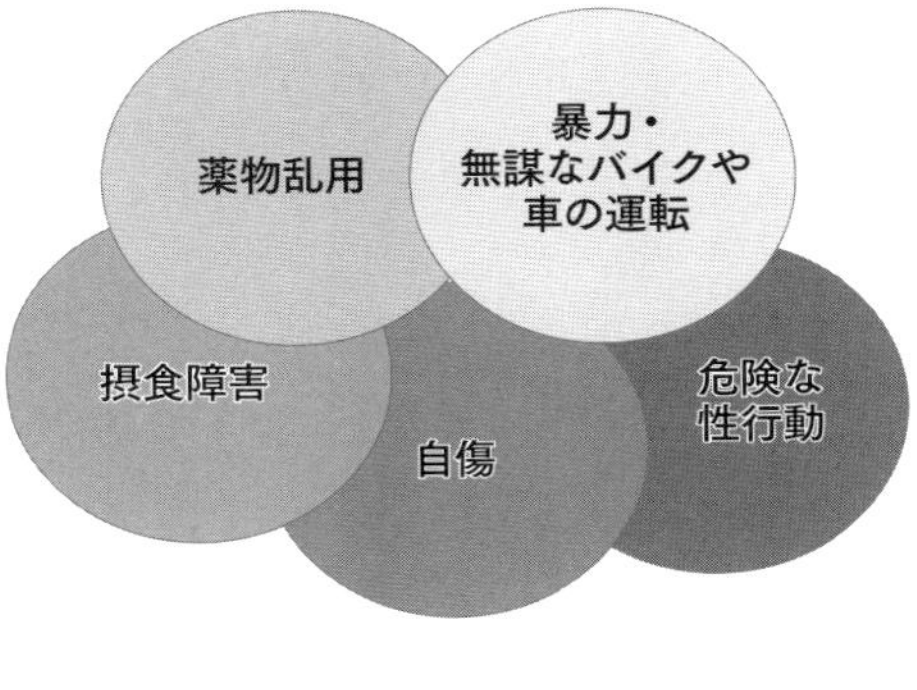

図 6-2
「故意に自分の健康を害する」症候群

行動とは、リストカットでも薬物乱用でも摂食障害でも危険な性行動でもありません。それは、「悩みや苦痛を抱えたときに、誰にも相談せずに一人で抱え込む」ということなのです。だからこそ、いかにして子どもたちの援助希求能力を高めるのか、といった議論こそが、自傷・自殺予防教育で重視されるべきなのです。

そして、大人たちにも変化が必要です。大人を信じられないはずの彼らが勇気を出して、自傷の告白をしたり、傷の手当てを求めに来たときに、その大人が頭ごなしに彼らを叱責するのではなく、また、生々しい傷から目を背けるのでもなく、まずは援助を求めたことをねぎらえる姿勢——それこそが子どもたちの自傷・自殺予防には欠かせないものだと、私は信じています。

おわりに

「子どもの自殺予防というのは、何から手をつけてよいのかわからない」

私は、教育関係や保健関係の方からこのような相談を受けることがあります。もっともな疑問です。なにしろ、子どもの自殺リスクに関係する要因は数多くあります。本書でとりあげた自傷のほかにも、いじめ、学業や性の悩み、友人との葛藤、家庭内のさまざまな問題、それから、発達障害もふくむ、さまざまな精神障害……などなど、いちいち列挙していったら、きりがありません。

もしも、子どもの自殺リスクを高める要因として最も重要なものを1つだけ教えてほしいと質問されたなら、私はこう答えると思います。

「それは、援助希求能力の乏しさです」

悩みや苦痛を抱えたときに1人で抱え込み、誰にも助けを求めないこと。すでに本書で触れたように、これこそが最大の自傷的な行動であり、同時に、子どもの将来における自殺リスクを高める根本的な要因である、と私は考えています。

ところで、援助希求能力の乏しさとは何を意味するのでしょうか？　たとえば、周囲に信頼できる大人がいたことがなく、その子どもには「誰かに助けを求める」という選択肢がない場合もあるでしょうし、たとえ身近に信頼できる大人がいたとしても、過去の傷つき体験のせいで誰かを信頼することができない場合もあるでしょう。あるいは、本人は援助を求めたつもりではあるが、その方法が未熟であったり拙劣であったりする場合もあるでしょう。結果的に、思いが相手に伝わらなかったり、周囲の怒りを引き出してしまったりして、かえって自らを窮地に追い込んでしまうこともあるでしょう。

援助希求の問題を考えるとき、自傷はとてもわかりやすいモデルとなります。そもそも自傷は、誰かに助けを求めずに独力で困難を乗り越えようとして、人目を避けてひそかにおこなわれるものです。また、子どもが人に助けを求めないのは、かつて大人たちに裏切られた傷つき体験が影響していることも少なくありません。

なかには、ＳＯＳのサインのように、一種の援助希求行動としておこなわれる自傷もあります。しかし、往々にしてそのＳＯＳは大人たちには伝わりません。自傷を発見した大人の多くは、驚き、怒り、頭ごなしに叱責し、あるいは見て見ぬふりをします。

それでは、どうすれば援助希求の力を高めることができるのでしょうか？

その答えは容易ではありません。ただ、自分なりに試みていることはあります。本書のなかで私は、中高生を対象とした薬物乱用防止講演後に実施したアンケート調査で、自傷経験のある生徒たちの感想が否定的なものであったと述べました。そのとき私が直感したのは、「一番助けを必要としている子どもほど大人を信頼しておらず、人に助けを求めない」という可能性でした。それ以来、私は、薬物乱用防止講演以前とは少し変わりました。講演の最後には必ず、「大人に助けを求めること、誰かに相談することの大切さ」について生徒たちに自分の考えを伝えるようになりました。

「確かにすべての大人が信頼できるとは思いませんが、それでも私は、3人に1人は『信頼できる大人』がいると考えています。これは、精神科医という心の専門家としてだけでなく、40ウン年間生きてきた1人の大人としての人生経験にもとづいた確信です。ですから、たとえ最初に相談した大人が、『信頼できる大人』でなかったとしても、あきらめずに少なくとも3人の大人には相談してみてください」

一応、屁理屈をこねる子どもがいることも想定し、次の言葉も補います。

「このなかには、『すでに3人に相談したけど、3人ともみんなハズレだった』という体験をしている人がいるかもしれませんね。そのような方には申し訳ないですが、もう少しだけ相談にチャレンジしてみてほしいと思います。10人の大人がいれば少なくとも3人の当たりがいるわけです。したがって、すでに3人ハズレだったということは、次に当たりが出る確率は、10分の3から7分の3へと高くなっているはずです。あきらめないでください。最後にもう1回くりかえしておきます。信頼できる大人は必ずいます」

さて、本書の締めくくりにあたって、読者の方に1つお願いがあります。それは何も、「どんなことがあっても自傷する子どもに寄り添い、支え続けよ」などといった、無理なお願いではありません。それはたった1人では不可能です。たとえ精神科医や臨床心理士のような専門職の人であっても、その子どもの家族や学校の教師、友人、そしてもちろん、他の援助職といった人たちの協力なしでは、とても難しいことだと思います。

私がいっているのは、もっと現実的なお願いなのです。それは、「ぜひ3人に1人の大人、すなわち、信頼できる大人になってほしい」というものです。

こういうと、「信頼できる大人って何?」という疑問が頭をもたげてくるでしょう。私がいう、「信頼できる大人」とは、次の2つの条件を満たす人のことです。

1つは、子どもの問題行動をいきなり叱りつける前に、まずは冷静に理由を聞こうとする姿勢があることです。支援に役立つのは、表面化した行動に関する善悪の判断ではなく、そうした行動をせざるを得なかった背景事情に関する情報だからです。つまり、信頼できる大人は情報収集が上手です。

もう1つは、問題をけっして1人で抱え込まず、気軽に相談できる専門家やそのほかの援助者のネットワークをもっている、ということです。つまり、信頼できる大人は孤立しておらず、自傷する子どもとは違って、高い援助希求能力をもっています。

もしも子どもの周囲に、2つの条件を満たす大人が少し増えれば、それだけでも救われる子どもはずいぶんといるはずだ、と私は信じています。

最後になりましたが、本書執筆の機会を与えてくださった、本シリーズ総監修の齊藤万比古先生に心より感謝申し上げたいと思います。また、本書執筆の伴奏者として折にふれて励ましとご助言をくださった、合同出版編集部 齊藤暁子氏にも深謝申し上げます。

松本俊彦

平成25年9月

■ 引用文献

《第1章》

1）日本学校保健会（2007）保健室利用状況に関する調査報告書 18年度調査結果，日本学校保健会

2）Izutsu T, Shimotsu S, Matsumoto T et al（2006）Deliberate self-harm and childhood histories of Attention-Deficit / Hyperactivity Disorder（ADHD）in junior high school students. European Child and Adolescent Psychiatry 14 : 1-5

3）山口亜希子，松本俊彦（2005）女子高校生における自傷行為――喫煙・飲酒，ピアス，過食傾向との関係――精神医学 47：515－522

4）Matsumoto T, Imamura F（2008）Self-injury in Japanese junior and senior high-school students: Prevalence and association with substance use. Psychiat Clin Neurosci 62 : 123-125

5）Hawton K, Rodham K, Evans E（2006）By Their Own Young Hand: Deliberate Self-harm and Suicidal Ideas in Adolescents. 21-39, Jessica Kingsley Publisher, London（松本・河西監訳 K・ホートン，K・ロドハム，E・エヴァンズ著「自傷と自殺――思春期における予防と介入の手引き」金剛出版，2008）

6）Favazza A R, Conterio K（1989）Female habitual self-mutilators. Acta Psychiatr Scand 79 : 283-289

7）Ross S, Heath N（2002）a study of the frequency of self-mutilation in a community sample of adolescents. Journal of Youth and Adolescence 1 : 67-77

8）山口亜希子，松本俊彦，近藤智津恵ほか（2004）大学生の自傷行為の経験率 ―― 自記式質問票による調査，精神医学 46：473－479

9）Matsumoto T, Imamura F, Katsumata Y et al（2008）Prevalences of lifetime histories of self-cutting and suicidal ideation in Japanese adolescents: Differences by age. Psychiat Clin Neurosci 62 : 362-364

10）Hawton K, Rodham K, Evans E（2006）By Their Own Young Hand: Deliberate Self-harm and Suicidal Ideas in Adolescents. 21-39, Jessica Kingsley Publisher, London（松本・河西監訳 K・ホートン，K・

ロドハム、E・エヴァンズ著「自傷と自殺——思春期における予防と介入の手引き」金剛出版、2008）
11）Favazza A R, Conterio K（1989）Female habitual self-mutilators. Acta Psychiatr Scand 79 : 283-289
12）内閣府（2011）平成23年度版　自殺総合対策白書、佐伯印刷株式会社
13）Favazza A R, Conterio K（1989）Female habitual self-mutilators. Acta Psychiatr Scand 79 : 283-289
14）山口亜希子、松本俊彦、近藤智津恵ほか（2004）大学生の自傷行為の経験率 —— 自記式質問票による調査、精神医学 46：473-479
15）Hawton K, Rodham K, Evans E（2006）By Their Own Young Hand: Deliberate Self-harm and Suicidal Ideas in Adolescents. 21-39, Jessica Kingsley Publisher, London（松本・河西監訳　K・ホートン、K・ロドハム、E・エヴァンズ著「自傷と自殺——思春期における予防と介入の手引き」金剛出版、2008）
16）Matsumoto T, Yamaguchi A, Chiba Y et al（2004）Patterns of self-cutting: A preliminary study on differences in clinical implications between wrist- and arm-cutting using a Japanese juvenile detention center sample. Psychiatry Clin Neurosci 58 : 377-382
17）Shneidman E S（1993）Suicide as Psychache: A clinical approach to self-destructive behavior, Jason Aronson Inc, Lanham
18）Walsh B W, Rosen P M（1988）Self-mutilation: theory, research, & treatment—Guilford Press, New York（松本・山口訳「自傷行為—実証的研究と治療指針—」金剛出版、2005）

《第2章》

1）Coid J, Allolio B, Rees L H（1983）Raised plasma metenkephalin in patients who habitually mutilate themselves. Lancet Sep 3 ; 2（8349）: 545-546
2）Russ M J, Roth S D, Lerman A et al（1992）Pain perception in self-injurious patients with borderline personality disorder. Biol. Psychiatry 32 : 501-511
3）Kirmayer L J, Carrol J（1987）A neurological hypothesis on the nature of chronic self-mutilation. Integrative Psychiatry 5 : 212-213

4）Favazza A R, Derosear D O, Conterio K（1989）Self-mutilation and eating disorders. Suicide Life Threat Behav 19 : 353-361

5）Van der Kolk B A, Saporta J（1991）The biological response to psychic trauma: mechanism and treatment of intrusion and numbing. Anxiety Res 4 : 199-212

6）Gratz K L, Conrad S D, Roemer L（2002）Risk factors for deliberate self-harm among college students. Am J Orthopsychiatry 72 : 128-140

7）Walsh B W（2007）Treating self-injury. Guilford Press, New York, 2005（松本ほか訳「自傷行為治療ガイド」金剛出版、２００７）

8）Clarke A（1999）Coping With Self-Mutilation: A Helping Book for Teens Who Hurt Themselves. Rosen Pub Group, New York, 1999（上田勢子・水沢都加佐訳「なぜ自分を傷つけるの――リストカット症候群」大月書店、２００５）

9）Rosenthal R J, Rinzler C, Walsh R et al（1972）Writs-cutting syndrome: The meaning of a gesture. Am J Psychiatry 128 : 1363-1368

10）松本俊彦、山口亜希子（２００５）自傷行為の嗜癖性について――自記式質問票による自傷行為に関する調査、精神科治療学 20：９３１－９３９

11）Levenkron S（1998）Cutting: understanding and overcoming self-mutilation. W. W. Norton & Company, Inc., New York

12）Zlotonick C, Shea T, Recupero P et al（1997）Trauma, dissociation, impulsivity, and self-mutilation among substance abuse patients. Am J Orthopsychiatry 67 : 650-654

13）Suyemoto K L（1998）The functions of self-mutilation. Clin Psychol Rev 18, 531-554

14）松本俊彦、岡田幸之、千葉泰ほか（２００６）若年男性における自傷行為の臨床的意義について：少年鑑別所における自記式質問票調査、精神保健研究 19：59－73

15）柴山雅俊（２００７）解離性障害――「うしろに誰かいる」の精神病理、筑摩書房

16）Bandura A（1977）Social learning theory. Englewood Cliffs, NJ: Prentice-Hall, 1977

17）Walsh B W, Rosen P M（1988）Self-mutilation: theory, research, & treatment. Guilford Press, New York（松本・山口訳「自傷行為―実証的研究と治療指針―」金剛出版、２００５）

18）Scmidtke A, Häfner H（1988）The Werther effect after television films: new evidence for an old hypothesis. Psychological Medicine 18 : 665-676

19）Hawton K, Rodham K, Evans E（2006）By Their Own Young Hand: Deliberate Self-harm and Suicidal Ideas in Adolescents. 21-39, Jessica Kingsley Publisher, London（松本・河西監訳　K・ホートン、K・ロドハム、E・エヴァンズ著「自傷と自殺――思春期における予防と介入の手引き」金剛出版、２００８）

《第３章》

１）Favazza A R, Conterio K（1989）Female habitual self-mutilators. Acta Psychiatr Scand 79: 283-289

２）Faye P（1995）Addictive Characteristics of the Behavior of Self-Mutilation. Journal of Psychosocial Nursing and Mental Health Services. 33 : 36-39

３）松本俊彦、山口亜希子（２００５）自傷行為の嗜癖性について――自記式質問票による自傷行為に関する調査、精神科治療学 20：９３１－９３９

４）松本俊彦、山口亜希子（２００５）嗜癖としての自傷行為、精神療法31：３２９－３３２

５）山口亜希子、松本俊彦、近藤智津恵ほか（２００４）大学生の自傷行為の経験率――自記式質問票による調査、精神医学 46：４７３－４７９

６）Matsumoto T, Imamura F（2008）Self-injury in Japanese junior and senior high-school students: Prevalence and association with substance use. Psychiat Clin Neurosci 62 : 123-125

７）Favazza A R, Conterio K（1989）Female habitual self-mutilators. Acta Psychiatr Scand 79: 283-289

８）松本俊彦、阿瀬川孝治、伊丹昭ほか（２００８）自己切傷患者における致死的な「故意に自分を傷つける行為」のリスク要因：３年間の追跡調査、精神神経学雑誌 １１０：４７５－４８７

９）松本俊彦、山口亜希子、阿瀬川孝治ほか（２００５）過量服薬を行う女性自傷者の臨床的特徴：リスク予測に向けての自記式質問票による予備的調査、精神医学 47：７３５－７４３

10）Rodham K, Hawton K, Evans E（2004）Reasons for deliberate self-harm: comparison of self-poisoners and self-cutters in a community sample of adolescents. J Am Acad Child Adolesc Psychiatry, 43 : 80-87

11）Hirokawa S, Matsumoto T, Katsumata Y et al（2012）Psychosocial and psychiatric characteristics of suicide completers with psychiatric treatment before death: A psychological autopsy study of 76 cases. Psychiatry and Clinical Neurosciences 66 : 292-302

12）Putnam F W（1989）Diagnosis & treatment of multiple personality disorder. The Guilford Press, NY（安克昌・中井久夫訳「多重人格性障害の診断と治療」岩崎学術出版、２０００）

13）Owens D, Horrocks J, House A（2002）Fatal and non-fatal repetition of self-harm. Systematic review. Br J Psychiatry 181, 193-199

14）Joiner T E, Van Orden K A, White T K, et al（2009）The Interpersonal Theory of Suicide: Guidance for Working With Suicidal Clients. American Psychological Association. Washington, DC, 2009（北村俊則監訳「自殺の対人関係理論：予防・治療の実践マニュアル」日本評論社、２０１１）

《第４章》

１）Hawton K, Rodham K, Evans E（2006）By Their Own Young Hand: Deliberate Self-harm and Suicidal Ideas in Adolescents. 21-39, Jessica Kingsley Publisher, London（松本・河西監訳　K・ホートン、K・ロドハム、E・エヴァンズ著「自傷と自殺――思春期における予防と介入の手引き」金剛出版、２００８）

《第５章》

１）松本俊彦、山口亜希子（２００５）自傷行為の嗜癖性について――自記式質問票による自傷行為に関する調査、精神科治療学 20：９３１－９３９

２）Matsumoto T, Imamura F, Katsumata Y et al（2008）Analgesia during self-cutting; clinical implications and the association with suicidal ideation. Psychiat Clin Neurosci 62 : 355-358

３）Miller T R, Taylor D M（2005）Adolescent suicidality: Who will ideate, who will act? Suicide Life-

Threatening Behavior 35 : 425-435
4）松本俊彦、阿瀬川孝治、伊丹昭ほか（２００８）自己切傷患者における致死的な「故意に自分を傷つける行為」のリスク要因：３年間の追跡調査、精神神経学雑誌 １１０：４７５－４８７
5）Harris E C, Barraclough（1997）Suicide as an outcome for mental disorders. A meta-analysis. Br J Psychiatry 170 : 205-228
6）Walsh B W（2005）Treating self-injury. Guilford Press, New York, 2005（松本ほか訳「自傷行為治療ガイド」金剛出版、２００７）
7）Walsh B W, Rosen PM（1988）Self-mutilation: theory, research, & treatment―Guilford Press, New York（松本・山口訳「自傷行為―実証的研究と治療指針―」金剛出版、２００５）
8）松本俊彦、今村扶美（２００９）思春期における「故意に自分の健康を害する」行動と「消えたい」体験および自殺念慮との関係、精神医学 51：８６１－８７１
9）Kessler R C, Roger R, Adams P A（1999）Prevalence of and risk factors for lifetime suicide attempts in National Comorbidity Survey. Arch Gen Psychiatry 56 : 617-626
10）Hawton K, Rodham K, Evans E（2006）By Their Own Young Hand: Deliberate Self-harm and Suicidal Ideas in Adolescents. 21-39, Jessica Kingsley Publisher, London（松本・河西監訳 K・ホートン、K・ロドハム、E・エヴァンズ著「自傷と自殺――思春期における予防と介入の手引き」金剛出版、２００８）
11）Chiles J A, Strosahl K D（2005）Clinical manual for assessment and treatment of suicidal patients. American Psychiatric Publishing, Washington DC（高橋祥友訳 J・A・チャイルズ、K・D・ストローザル著「自殺予防臨床マニュアル」星和書店、２００８）
12）Shneidman E S（1993）Suicide as Psychache: A clinical approach to self-destructive behavior, Jason Aronson Inc, Lanham
13）Chiles J A, Strosahl K D（2005）Clinical manual for assessment and treatment of suicidal patients. American Psychiatric Publishing, Washington DC（高橋祥友訳 J・A・チャイルズ、K・D・ストローザル著「自殺予防臨床マニュアル」星和書店、２００８）

14）Shea C S（2002）The practical art of suicide assessment. Willey, New York（邦訳書：松本監訳「自殺リスクの理解と対応――「死にたい」気持にどう向き合うか」金剛出版、２０１２）

《第6章》

1）Katsumata Y, Matsumoto T, Kitani M, et al（2010）Akazawa M, Hirokawa S, Takeshima T : School problems and suicide in Japanese young people. Psychiatry and Clinical Neurosciences 64 : 214-215

2）Pfeffer C R（1986）The suicidal child. Guilford, New York（高橋祥友訳「死に急ぐ子供たち――小児の自殺の臨床精神医学的研究」中央洋書出版部、１９９０）

3）Matsumoto T, Imamura F（2008）Self-injury in Japanese junior and senior high-school students: Prevalence and association with substance use. Psychiat Clin Neurosci 62 : 123-125

4）Izutsu T, Shimotsu S, Matsumoto T et al（2006）Deliberate self-harm and childhood histories of Attention-Deficit/Hyperactivity Disorder（ADHD）in junior high school students. European Child and Adolescent Psychiatry 14 : 1-5

5）Katsumata Y, Matsumoto T, Kitani M et al（2008）Electronic media use and suicidal ideation in Japanese adolescents. Psychiat Clin Neurosci 62 : 744-746

6）Jacobs D, Walsh B, McDade M, et al（2007）Signs of self-injury: ACT to prevent self-injury high school implementation guide and resources, Screening for Mental Health, Inc. and The Bridge of Central MA（松本俊彦監訳「学校における自傷予防――『自傷のサイン』プログラム実施マニュアル」金剛出版、２０１０）

7）Miller T R, Taylor D M（2005）Adolescent suicidality: Who will ideate, who will act? Suicide Life-Threatening Behavior 35 : 425-435

⊡ シリーズ監修者

齊藤万比古（さいとう・かずひこ）

1979年7月国立国府台病院児童精神科。2003年4月国立精神・神経センター精神保健研究所児童・思春期精神保健部長。2006年5月国立精神・神経センター国府台病院リハビリテーション部長。2010年4月独立行政法人国立国際医療研究センター国府台病院精神科部門診療部長。2013年4月母子愛育会総合母子保健センター愛育病院小児精神保健科部長。日本児童青年精神医学会理事長、日本精神神経学会代議員、日本思春期青年期精神医学会運営委員。

専門は児童思春期の精神医学。長年、不登校・ひきこもりに関する臨床と研究に取り組んでいる。

編著書に『ひきこもり・不登校から抜け出す！』（日東書院　2013）、『素行障害―診断と治療のガイドライン』（金剛出版　2013）、『子どもの心の診療シリーズ1～8』（中山書店　2008～2011）、監訳書に『児童青年精神医学大事典』（西村書店　2012）など多数。

市川宏伸（いちかわ・ひろのぶ）

東京大学大学院薬学研究科修士課程修了、北海道大学医学部卒業。東京医科歯科大学神経精神科を経て、1982年より東京梅ヶ丘病院に勤務。1998年より同病院副院長、2003年より同病院院長となり、2010年より東京都立小児総合医療センター顧問。日本児童青年精神医学会監事。専門は児童精神医学、発達障害。

編著書に『発達障害―早めの気づきとその対応』（中外医学社　2012）、『AD/HDのすべてがわかる本』（講談社　2006）、『広汎性発達障害の子どもと医療』（かもがわ出版　2004）、『子どもの心の病気がわかる本』（講談社　2004）など多数。

本城秀次（ほんじょう・しゅうじ）

名古屋大学医学部精神医学教室助手、名古屋大学教育学部助教授を経て、名古屋大学発達心理精神科学教育研究センター児童精神医学分野教授。医学博士。日本児童青年精神医学会常務理事、日本乳幼児医学・心理学会理事長、愛知児童青年精神医学会理事長。2018年逝去。

専門は児童・青年精神医学。とりわけ、登校拒否、家庭内暴力、あるいは、強迫性障害、摂食障害など、神経症的問題に対して臨床的、心理療法的研究を行っている。

著訳書に『今日の児童精神科治療』（金剛出版　1996）、『乳幼児精神医学入門』（みすず書房　2011）、『子どもの発達と情緒の障害』（監修 岩崎学術出版社　2009）、コフート『自己の治癒』『自己の修復』（みすず書房　1995）ほか多数。

[著者紹介]

松本俊彦（まつもと・としひこ）

国立研究開発法人 国立精神・神経医療研究センター 精神保健研究所 薬物依存研究部 部長、薬物依存症センター　センター長

1993年佐賀医科大学卒業。横浜市立大学医学部附属病院での初期臨床研修修了後、国立横浜病院精神科シニアレジデント、神奈川県立精神医療センター医師、横浜市立大学医学部附属病院精神科助手を経て、2004年に国立精神・神経センター（現、国立精神・神経医療研究センター）精神保健研究所 司法精神医学研究部専門医療・社会復帰研究室長に就任。以後、同研究所 自殺予防総合対策センター自殺実態分析室長、同副センター長などを経て、2015年より現職。

日本アルコール・アディクション医学会理事、日本精神科救急学会理事、NPO法人八王子ダルク理事、NPO法人 東京多摩いのちの電話理事、NPO法人 京都自死・自殺相談センター理事。

主な著書に、『アルコールとうつ、自殺』（岩波書店、2014）『自分を傷つけずにはいられない』（講談社、2015）『もしも「死にたい」と言われたら――自殺リスクの評価と対応』（中外医学社、2015）『薬物依存臨床の焦点』（金剛出版、2016）『誰がために医師はいる――クスリとヒトの現代論』（みすず書房、2021）『死にたいと言ってください―保健所こころの支援係―』（監修、双葉社、2022）『「助けて」が言えない　子ども編』（日本評論社、2023）『専門家と回復者に聞く 学校で教えてくれない本当の依存症』（監修、合同出版、2023）などがある。

■組版　GALLAP
■装幀　根本真路
■装幀画　祖敷大輔
■本文デザイン　飯塚文子
■本文挿絵　TAKA

子どものこころの発達を知るシリーズ ①
自傷・自殺する子どもたち

2014年　3月15日　第1刷発行
2024年　5月30日　第8刷発行

監修者　齊藤万比古 + 市川宏伸 + 本城秀次
著　者　松本俊彦
発行者　坂上美樹
発行所　合同出版株式会社
東京都小金井市関野町 1-6-10
郵便番号　184-0001
電話 042（401）2930
振替 00180-9-65422
ホームページ https://www.godo-shuppan.co.jp/

印刷・製本　新灯印刷株式会社

■刊行図書リストを無料進呈いたします。
■落丁・乱丁の際はお取り換えいたします。

ISBN978-4-7726-1145-9　NDC 370　210 × 148